난임의사에게 속지 않는 법

나와 맞는 난임의사 찾기

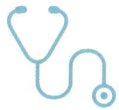

초이스북

난임의사에게 속지 않는 법

나와 맞는 난임의사 찾기

이승주 지음

CONTENTS

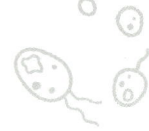

프롤로그 ·· 008

제1장 ──── 난임의사 선택하기

1-1 이 의사는 나를 이해하고, 나와 함께 걸어줄 사람인가? ···· 016
1-2 이 의사는 내 몸만 보는가, 마음까지 살피는가? ············· 020
1-3 난임치료는 관계로 완성된다 ·· 023
1-4 대학병원에서 IVF를 권하지 않는 이유 ························· 026
1-5 난임시술 스타트, 젊고 활기찬 난임의사에게 가라 ········· 029
1-6 산부인과 전문의라도 난임치료는 잘 모를 수 있다 ········· 032
1-7 설명 없는 진료, 질문 없는 치료, 소통은 어디에? ··········· 035
1-8 검사 수치와 몸의 간극을 읽는 의사가 결과를 바꾼다 ···· 038
1-9 의사의 성격이 임신의 성패를 좌우한다 ························· 042
1-10 치료는 손끝에서, 성공은 관계에서 ······························· 046
1-11 학자적 양심과 의사로서의 욕심, 과잉은 치료가 아니다 ···· 049

제2장 ── 난임의사의 눈, 초음파의 세계

2-1 같은 몸, 다른 해석 초음파는 기계가 아니라 해석 ······ 054
2-2 난임의사가 직접 초음파를 봐야 하는 이유 ······ 057
2-3 난임의사의 실력은 초음파 해석이 8할이다 ······ 061
2-4 몇 초 만에 진단하는 초음파 달인 의사들 ······ 064
2-5 초음파 해석이 방향을 결정한다 ······ 068
2-6 초음파는 기계 아닌 감각, 배란일 예측의 본질 ······ 072
2-7 초음파는 모두에게 같지 않다, 해석의 차이가 성공률을 만든다 ······ 076

제3장 ── 난임치료, 생명을 만든다

3-1 IUI vs. IVF. 의사의 말 속에 치료 철학이 숨어 있다 ······ 082
3-2 IVF 성공의 절반은 의사의 손끝에 있다 ······ 086
3-3 가장 짧지만, 가장 결정적인 순간, 배아이식 ······ 089
3-4 난임의사는 매일 성적표를 받는다 ······ 093
3-5 난임의사의 시술 건수와 시술 연차의 의미 ······ 096
3-6 영양제 권하는 의사, 영양제 권하지 않는 의사 ······ 100
3-7 의사의 고집일까, 의사만의 전략일까 ······ 104
3-8 자연주기 vs. 과배란. 전략의 차이는 소신의 차이다 ······ 108
3-9 한국의 난임의사, 세계 어디에 내놔도 밀리지 않는 이유 ······ 112

제4장 ── 임신 방해요인과 생식기 질환

4-1 같은 수치, 다른 판단 ──────── 118
　　자궁과 난소는 보는 방식에 따라 다르게 말한다

4-2 난임의사의 손을 떨게 하는 생식기 질환 ──── 121

4-3 수술이냐, IVF 진행이냐. 의사의 진료 철학 ──── 124

4-4 자궁 병변 앞에서 달라지는 IVF 전략의 맥락 ──── 128

4-5 왜 실패 후에야 검사할까요? IVF 진료의 구조적 딜레마 ── 132

4-6 자궁내막증 치료냐, 제거냐? 의사마다 다른 해결법 ──── 137

4-7 제거할까 치료할까, 그 사이에서 난소는 늙어간다 ──── 142

4-8 "어머 그 약을 쓴다고요?" IVF를 하는 한, ──────── 146
　　난임의사의 리드에 맡기라

4-9 암을 이겨낸 그녀, 생명을 품을 수 있을까? ──────── 150

제5장 ── IVF의 심장, 배양기술

5-1 IVF 배양연구원이 된다는 것 ──────── 158

5-2 IVF는 배아 생존의 기술, 진짜 승부는 배양실에서 결정된다 ── 161

5-3 IVF의 진짜 중심, 배양연구원의 손끝 ──────── 165

5-4 PGT, 정밀한 기술이나 해답은 아니다 ──────── 169

5-5 공배양이 꾸준히 주목받는 이유 ──────── 174

5-6 나의 아가야, 잘 있니? 미안해 ──────── 178

5-7 멈춘 배아를 붙드는 손, 생명이 감각으로 구해질까? ──── 181

5-8 배양실이 요구하는 단 하나의 태도, '평정' ·········· 186

5-9 생명은 숫자보다 관대하다 ·········· 189

5-10 생명은 스스로 태어난다 ·········· 194

5-11 생명을 읽는 손, 배양연구원이라는 조용한 숙련자 ·········· 197

5-12 완벽한 기술, 그러나 생명은 멈춘다 ·········· 200

5-13 '이식 가능한 배아가 없어요' ·········· 204
     PGT-A 판정의 불편한 진실

제6장 ─── 착상과 임신의 성패

6-1 ERA 검사, 타이밍을 묻는 과학 ·········· 212

6-2 자궁내시경은 기본검사가 아니다 ·········· 215

6-3 검사의 늪에 빠진 난임 치료, 그 끝에 남는 건 무엇인가 ·········· 219

6-4 IVF의 첫 단추, 과배란 주사 ·········· 223

6-5 냉동이식만을 고집하는 건 누구를 위한 선택? ·········· 227

6-6 정자와 난자의 선택, 생명이 택한 길 ·········· 231

6-7 정자와 난자의 환갑, 생식력은 어떻게 나이를 먹는가 ·········· 234

6-8 유산, 멈춤이 아닌 다음 생명 위한 신호 ·········· 238

6-9 임신율의 진실, 숫자 뒤에 숨은 해석의 기술 ·········· 242

6-10 착상, 생명이 진짜로 문을 두드리는 순간 ·········· 245

6-11 임신, 되려면 된다 ·········· 249

나와 맞는 난임의사 찾기

프롤로그

'좋은 의사'보다 '나와 맞는 의사'를 만나는 것이 IVF 성공의 시작

난임 치료나 시험관 시술(IVF, In Vitro Fertiliza tion)을 받아본 사람이라면 누구나 고개를 끄덕일 겁니다. 치료는 몸으로 받지만, 그 과정을 견디는 몫은 철저히 마음에 달려 있다는 사실 말입니다. 임신이 간절할수록 우리는 의사가 시키는 대로 따르게 됩니다. 뭐가 뭔지도 모른 채, 시술에서 시술로 끌려가듯 반복하게 되지요.

참 아이러니하지요. 사회에서는 누구보다 논리적이고 주도적인 여성조차 진료실 앞에만 서면 말문이 막혀버립니다. 질문지를 빼곡히 적어갔으면서도 결국 묻지 못한 채, 늘 그랬듯 고개를 끄덕이며 진료실을 나서곤 하지요. 왜 우리는 유독 의사 앞에서만 이렇게 작아지는 걸까요?

난임 치료는 단순하면서도 복잡합니다. 배란유도제, 과배란 주사, 프로게스테론 질정이나 주사, HCG(Human Chorionic Gonadotropin, 융모성 생식선 자극 호르몬)주사, 조기 배란 억제제, 성장호르몬 주사까지, 단 한 번의 IVF 시술을 위해 투입되는 주사 종류만 해도 손에 꼽기 어렵습니다. 한 사이클 안에 최대한 많은 난포를 키워야 하고, 그 중 성숙한 난자를 바늘로 채취해야 합니다. 그 난자와 정자를 체외에서 수정시켜, 배아를 일정 기간 배양해야 하니까요.

우리는 '배양기술력이 IVF의 핵심이다'라는 말을 수없이 들었습니다. 하지만 막상 자신이 다니는 병원의 배양실 규모나 장비, 연구원의 경력에는 거의 관심을 두지 않습니다. '배양 잘하는 병원이래'라는 막연한 소문 하나에 기대를 걸지요. 과연 그 병원의 배양팀은 믿을 만한 실력을 갖췄을까요? 다년간 안정된 시술 경험을 쌓은 곳이라면 모를까, 신생 병원이라면 배양연구원의 전문성과 이직률까지도 꼼꼼히 따져야 합니다. IVF는 배양의 과학이기도 하니까요.

그런데 우리는 왜 그 당연한 의문을 시원하게 해소하지 못할까요?

과연 나의 난자가 정말 그렇게 질이 나빴던 걸까요? 왜 내 배아는 5일 배양까지 버티지 못했을까요? 나의 배아는 왜 초기에 세포분열이 멈췄을까요? 혹시 미세수정 과정에서 내 난자가 손상되었던 건 아닐까요?

이러한 의혹은 뒤로 한 채, '난자 질이 안 좋아서 배아 상태가 나빴다'는 의사의 말에 고개를 끄덕이며 진료실을 나섭니다. 납득보다는 자책을, 설명보다는 주눅이 들어, 어느새 우리는 스스로를 실패의 원인으로 몰아가고 있었던 거죠.

난임병원 문을 열고 들어서면 누구나 시험관 시술(IVF)을 얼떨결에 시작하고, 대부분 실패와 도전을 기계처럼 반복하게 됩니다. 그 과정은 결코 쉽지 않습니다. 매 순간이 '선택'의 연속이기 때문입니다. 이번에는 다른 과배란 주사를 해보자, 이렇게 해보자, 저렇게 해보자. 같은 약이라도 용량이 다르고, 같은 조건에서도 전략은 달라집니다. 그토록 중요한 선택을 대부분은 의사에게 일임합니다. 물론 전문의사에게 맡겨야 하는 건 맞습니다. 하지만 제대로 묻지 못하고, 의사는 굳이 설명하지 않고 처방을 내리고 따르기만 하면 되는 걸까요?

여기서 놓치기 쉬운 사실이 하나 있습니다. 같은 조건의 환자라도, 어떤 의사를 만나느냐에 따라 결과는 크게 달라진다는 점입니다. 그리고 진짜 문제는 바로 여기서부터 시작됩니다. 의사마다 초음파 보는 실력도 다르고, 난자채취와 배아이식 기술도 다르다는 것을 간과해선 안됩니다.

대부분의 난임 환자들은 '담당 주치의가 다 알아서 해줄 것'이라 믿고 싶어합니다. 그 믿음이 때로는 위로가 되고, 버팀목이 되기도 합니다. 하지만 IVF는 '정답'이 없는 의학이라는 사실, 알고 계신

가요? IVF 시술의 역사가 아직 짧은 탓에, 그 과정 대부분이 정립된 프로토콜보다는 실험과 시행착오, 통계와 예외에 의존하는 경우가 많습니다. 말 그대로 도전과 불확실성의 연속입니다. 물론 한국의 IVF 시술 실력은 단기간에 눈부신 발전을 하고 있음은 분명한 사실입니다.

다만, 여러분이 IVF를 앞두고 있다면 지금이 바로 이 시술에 대해 스스로 알아야 할 때입니다. 의사가 알려주지 않는 정보까지도 찾아내야 하고, 남의 손에만 맡기지 않을 선택의 기준과 판단력을 갖추어야 합니다. 임신의 가능성은 의사의 손끝에서 결정되는 게 아니라, 결국 언제나 '나'에게서 시작되고 결론이 나기 때문입니다.

누구라도 난임병원을 다니면서 절실하게 느꼈을 겁니다. 난임의사들은 말을 아낀다는 것을. 설명 대신 권유하고, 때로는 질문은 무시하고 강행하는 의사도 있습니다. 무언가 잘못된 듯해도 치료를 놓치고 싶지 않은 마음이 더 커서 뭔가에 홀린 듯 끌려갑니다. 난임치료와 시술에서 환자는 선택의 주체가 아니라 동의만 하는 사람이 되어 버리기 일쑤입니다.

이 책은 난임의사와 병원을 비난하려고 쓴 것이 아닙니다. 반복되는 IVF, 의사의 침묵 속에서 환자로서 의문을 제기하고 싶은 환자들을 위한 책입니다. 또한 임신 실패의 이유를 매번 환자의 난소 나이와 병변 등으로 밖에는 설명할 수 없는 난임의사를 위해서 작성해 보았습니다.

난임의사의 설명은 두루뭉술하거나, 필요 이상으로 전문용어를 늘어놓거나, 아예 생략되기도 합니다. IVF를 여러 차례 실패했다면 무력감이 말로 형언할 수 없을 정도겠지만, 그렇게밖에는 설명할 수 없는 의사의 사정도 이해해야 합니다. IVF 시술과 결과는 다른 전공의 시술처럼 드라마틱한 결과와 결론이 있을 수 없는, 인력의 치외법권 같은 영역이라는 것을 말입니다.

난임의사는 의사다움을 지켜야 하고, 난임환자는 환자답게 의사를 믿고 의지해야 합니다. 만일 궁금한 것이 있다면 당당하게 설명을 요구할 수 있어야 하고, 의사는 환자에게 최선을 다해서 설명해주면서 자신감을 가지도록 해야 합니다.

거듭 강조하지만, '난임의사에게 속지 않는 법'이라는 책 제목은 의사에 대한 의심에서 출발하지 않았습니다. 어쩌면 반복적 설명에 지치고 정확하게 이해시키는 것에 힘들어하는 난임의사들을 위한 글이기도 합니다.

오늘 이 시간에도 임신에 절박한 그녀들은 의사에게 매달리고 있을 겁니다. 임신이 안 되는 이유를 추적해달라고. 그 절박한 눈빛을 외면할 수 없는 의사는 필요 없는 면역검사, 과도한 착상보조제, 지나치게 빠른 PGT(Preimplantation Genetic Testing, 착상 전 유전 진단) 권유 등으로 난임부부를 인도하고 있을지 모릅니다. 결국 과잉진료(검사)는 과잉 요구에 의한 결과일 수 있습니다.

이 한 권의 책을 읽고 나면 난임치료에 있어서 의사의 선택은 절반의 성공일 수 있겠다는 확신이 들 것입니다. IVF 성공을 위해 '좋은 의사'를 만나는 것보다, '나와 맞는 의사'를 만나는 것이 첫 번째 단추라는 것도 알게 될 겁니다. 그리고 의사를 선택한 이상, 의사의 소신과 설명을 100% 이상 믿어야 한다는 것도 깨닫게 될 겁니다. 만약 모든 것을 외면하고 모른 채 의사를 따르는 순간, 당신은 의사에게 휘둘리는 환자가 되는 거라는 것도 알게 될 겁니다.

마지막으로 한 가지 분명한 사실이 있습니다. 환자만큼 의사도 임신이 간절하다는 것입니다. 의사의 모든 선택은 임신 성공을 위해 나름 최선의 연구결과이자 경험에서 비롯된 결론입니다. 그래서 IVF 시술은 의사와 환자가 하나가 되어야 성공할 수 있는 거랍니다.

그동안 이 책이 세상에 나올 수 있도록 취재에 응해주시고 도움말 주신 30여 난임의사분들께 깊이 감사드립니다. 그리고 지금 이 순간에도 내 아이를 간절히 기다리는 예비 엄마들에게 희망을 주는 책이 되길 소망합니다.

2025년 9월

이승주

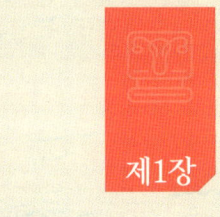

제1장

난임의사 선택하기

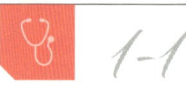

이 의사는 나를 이해하고, 나와 함께 걸어줄 사람인가?

누구나 처음 병원을 찾을 때는 '명의'를 좇는다. 인터넷을 검색하고, 커뮤니티 후기를 뒤지고, "임신 성공률이 높다더라", "의사 인상이 좋다더라"는 말을 따라간다. 그러다 결국 마주하게 되는 질문이 있다. 과연 난임시술에도 '명의'가 존재할까?

결론부터 말하자면, 난임시술은 단순한 수술이나 처치처럼 '명의의 기술'만으로 설명되기 어려운 영역이다. 이 치료는 정자와 난자, 배아의 질, 자궁내막의 상태, 심지어 환자의 생리 리듬까지 복합적으로 얽힌 과정이다. 의사의 손끝이 닿을 수 있는 범위는 전체의 일부에 불과하고, 그 외의 상당 부분은 환자 몸 안에서 '알아서 벌어지는 일'들이다.

예를 들어, 과배란 주사로 난자의 성숙을 유도할 수는 있지만, 그 안의 핵(염색체, DNA)과 미토콘드리아와 세포 질까지 개입할 수는 없다. 정자는 채취할 수 있지만, 수정에 성공할 유전자를 가진 개체를 완벽히 '선택'할 수는 없다. 배아는 체외에서 배양되지만, 세포 분열의 속도나 유전적인 부분은 조절 불가능하다. 자궁 내막은 일정한 두께로 조성할 수 있지만, 그것이 배아를 받아들일지는 또 다른 문제다. 즉, 의사는 흐름을 조율할 수는 있지만, 결과를 결정하지는 못한다.

그렇다고 의사의 존재감이 작다는 뜻은 아니다. 오히려 중요하다. 좋은 의사는 전체 과정을 거칠게 밀어붙이지 않고, 정교하게 '읽어 낸다'. 무리한 시도보다 신중한 판단을, 위로보다 설명을, 확신보다 전략을 제시한다. 그런 점에서 난임의사는 명의보다는 '농부'에 가깝다. 흙이 있고 씨앗이 있고 계절이 맞아야 결실이 온다. 물을 주고, 기다리는 일은 의사의 몫이지만, 열매를 강제로 맺게 할 수는 없다. 난임 치료란 본디 그런 일이다.

그럼에도 우리는 명의를 찾는다. 왜일까? 아마도 불확실성 앞에서 뭔가 확실한 존재를 붙잡고 싶은 마음에서일 것이다. "그 의사는 유명하다더라", "그 병원은 성공률이 높대"라는 말은, 통계로 입증되지 않는 불안을 누르기 위한 심리적 부적이다. 그러나 그 기대는 종종 실망이 되어 돌아오기도 한다. 아무리 명의라 해도, 배아가 착상하지 않으면 임신은 실패다. 이 분야에서는 '기술'보다 '변수'가 훨씬 크기 때문이다.

그렇다면 누구를 믿어야 할까. 대답은 단순하다. IVF 시술 경험이 충분하고, 환자를 사람으로 대하는 의사. 당신의 상태를 이해시키고, 매 단계마다 어떤 전략을 쓰는지 설명해주며, 실패했을 때 무리한 낙관 대신 냉정한 분석을 제시하는 사람. 그런 의사가 좋은 의사다. 그는 반드시 '화려한 명의'가 아닐 수도 있다. 그러나 환자를 대하는 태도와 누적된 임상경험은 그의 말투와 눈빛에 배어난다. 그 자신감은 환자에게도 전해진다.

난임시술은 숫자보다 대화가, 기술보다 관계가, 화려함보다 꾸준함이 더 빛나는 영역이다. 단발적인 성공보다 반복되는 실패 속에서도 신뢰를 유지하는 일이 중요하다. 그렇게 시간이 흐르고, 몸이 바뀌고, 생활이 정돈되고, 어느 날 배아가 착상한다. 겉으로는 기적처럼 보이지만, 그 기적은 결국 기다릴 수 있는 환경이 만든 결과다.

물론 명의는 있을 수 있다. 그러나 그 명의는 절대자가 아니다. 그는 정자와 난자, 배아의 생존력, 착상의 운, 그리고 당신의 몸과 마음이 준비되었는지를 함께 바라보는 조력자일 뿐이다. 신화도, 만능도 아니다.

그러니 병원을 선택할 때는 이렇게 물어야 한다.

"이 의사는 나를 이해하고, 나와 함께 걸어줄 사람인가?"

진짜 명의는, 당신을 초조하게 만들지 않고, 조급한 마음을 누그러 뜨려 그 긴 여정을 견디게 해주는 사람이다.

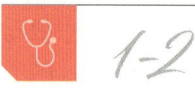

1. 난임의사 선택하기

이 의사는 내 몸만 보는가, 마음까지 살피는가?

시험관아기 시술(IVF)은 겉보기에 철저히 기술 중심의 영역처럼 보인다. 난자채취, 배아 배양, 이식 시기 조절, 호르몬 약물의 투여 타이밍까지… 모든 과정이 숫자와 표, 초음파, 혈액 수치 위에서 정밀하게 설계되는 듯하다. 그래서 우리는 난임의사를 마치 '정밀한 기계를 다루는 기술자'처럼 여긴다.

하지만 시술을 시작한 환자들이 가장 먼저 마주하는 것은 기술이 아니라 감정이다. 절망, 초조, 불신, 기대, 분노… 모든 감정이 진료실 안에서 실시간으로 휘몰아쳐 온다.

그래서 묻게 된다. 난임의사는 정말 의료기술자인가? 아니면, 정신과 의사나 심리상담가인가? 정답은 둘 다. 아니, 둘 다여야 한다. 왜냐하면 난임 진료는 '기술'로 시작되지만, '마음'으로 끝나기 때문이다.

초반 몇 회는 약물 투여 일정과 시술 계획에 집중할 수 있다. 그러나 반복되는 실패, 불규칙한 몸의 반응, 비싼 비용, 길어지는 대기 속에서 환자의 중심은 점차 감정 쪽으로 기운다. 의사는 수치를 말하지만, 환자는 마음을 묻는다. "왜 저만 이런가요?", "정말 가능성 있는 건가요?", "지금 이 길이 맞는 건가요?"라는 질문은 호르몬 수치로는 대답할 수 없는 질문들이다.

그리고 이 감정의 흐름을 놓치는 의사는 환자와 점점 멀어진다. 설명은 정확하지만 대화는 짧고 단절되고, 불안은 쌓여간다. 결국 환자는 병원을 바꾼다. 진료 기술이 부족해서가 아니라, 자신의 감정이 방치됐다고 느꼈기 때문이다. 시술 환자가 유난히 병원을 자주 옮기게 만드는 이유도 여기에 있다. 배아 등급보다 더 중요한 것은, (환자가) 감정을 존중받고 있다는 느낌이다.

그렇다고 지나치게 감정을 끌어안는 것도 바람직하지는 않다. 어떤 의사는 환자의 마음에 깊이 공감하며 위로하려 애쓴다. 처음에는 따뜻하고 환자도 안정된다. 그러나 감정에만 머무르고 치료의 방향이 흐려지면, 그 진료는 오히려 환자를 더 큰 수렁으로 밀어 넣는다. 위로는 반드시 전략과 함께 가야 한다. 이 지점에서

'상담자 같은 의사'는 다시 의료기술자의 얼굴로 돌아와야 한다.

균형이 중요하다. 좋은 난임의사는 기술자와 공감자의 두 얼굴을 자유롭게 넘나들 수 있는 사람이다. 이식 당일에는 침묵으로 동행할 줄 알고, 실패 직후엔 조심스럽게 다음 전략을 말할 줄 아는 사람. 지나치게 통제하지 않되, 환자가 헤매지 않도록 끈을 놓지 않는 사람. 이 여정은 지도가 아니라 나침반이 필요한 길이기 때문이다.

물론 난임 치료는 기술의 영역이다. 그러나 기술만으로는 끝까지 갈 수 없는 길이기도 하다. 반복되는 실패 앞에서 환자를 지탱하는 힘을 가지고 있어야 한다. 그것은 최신 장비나 새로운 프로토콜이 아니라, 의사 한 사람의 말투, 시선, 침묵의 방식일 수 있다.

환자는 치료받는 시간만 환자가 아니다. 기다리는 날에도, 주기를 준비하는 매 순간에도, 끊임없이 환자이다. 그 시간의 무게를 함께 들어줄 수 있어야, 진짜 의사다.

결국 환자는 다시 묻게 된다. 이 사람은 내 몸만 보는가, 마음까지 살피는가? 좋은 난임의사는 의료기술자이자 심리공감자다. 그 두 능력이 하나로 작동할 때, 비로소 가능성은 현실이 된다.

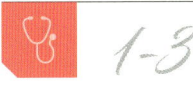

난임치료는 관계로 완성된다

"선생님, 제가 사실 첫째 때 유산이 있었어요. 그게 자꾸 마음에 걸려요."

이렇게 조심스럽게 이야기를 꺼내는 환자에게, 어떤 의사는 고개를 끄덕이며 메모를 하고, 어떤 의사는 "지금은 그게 중요하지 않아요"라며 단칼에 잘라 말한다. 같은 말, 다른 반응. 그런데 이 미묘한 차이가 난임 치료에선 결코 작은 문제가 아니라는 사실을 아는 사람은 많지 않다. 진료는 수치로 이루어지지만, 치료는 관계 속에서 시작되기 때문이다.

난임 진료는 단순히 배란일을 체크하고, 과배란 주사를 처방하고, 난자를 채취하고, 배아를 이식하는 기술의 집합이 아니다. 환자마다 지나온 사연이 다르고, 몸의 반응은 감정과 긴밀하게 연결돼 있다. 유산을 반복했던 사람, 병원을 바꿔가며 실패를 견뎌온 사람, 관계의 위기 속에서 억지로 스케줄을 맞추는 사람… 이들의 말은 의학적으로는 중요하지 않게 들릴 수도 있으나, 치료라는 맥락 안에서는 반드시 참고해야 할 '정서적 진단서'다. 왜냐하면 감정은 호르몬과 연결돼 있고, 심리 상태는 배란과 착상 환경에 실질적인 영향을 주기 때문이다.

실제로 감정이 안정되면 몸도 반응한다. 잠이 잘 오고, 통증이 줄고, 약에 대한 내성도 부드러워진다. 반대로 억울하고 불안한 상태에서 치료를 받으면, 주사의 통증은 더 날카로워지고, 채혈 결과는 공허하게 느껴지며, 계획은 신뢰를 잃는다. 환자는 일정은 지키되 마음은 점점 병원에서 멀어진다. 설명은 들었지만 납득이 없고, 계획은 진행되지만 의미는 흐릿해진다. 의사는 진료를 마쳤다고 느끼지만, 환자는 아직 시작도 하지 못한 것이다.

그래서 환자의 이야기를 들어주는 의사는 단지 '착한 사람'이 아니라, 결과를 움직일 수 있는 사람이다. 오늘 초음파를 봤을 때 난포가 더디게 자란다고 해도 어젯밤 환자가 편히 잤다면 계획을 유연하게 조정할 수 있고, 이전 실패의 경험을 반영해 맞춤 전략을 재구성할 수 있다. 반면 환자의 말을 흘려듣는 의사는 매뉴얼대로 움직이되, 변화에 약하고 관계에 서툴다. 진료실에서 관계가 단절되면, 몸의 흐름도 멈춘다.

IVF는 기술이지만, 그 기술을 관통하는 건 말과 마음이다. 배아 등급보다 중요한 건, 그 배아를 받아들이는 자궁의 상태이고, 자궁의 상태는 심리의 반영이기도 하다. 좋은 의사는 환자의 사연을 기억하고, 다음 진료에서 그 이야기를 다시 꺼내줄 줄 아는 사람이다. 그 짧은 한마디, "그땐 많이 힘드셨죠"라는 말이 환자에게 '나를 진짜로 본 사람'이라는 신뢰를 남긴다. 그리고 그 신뢰가 착상을 가능하게 한다.

결국 난임 치료에서 가장 먼저 들어야 할 건 호르몬 수치가 아니라, 환자의 첫마디다. 말이 막히면 몸도 막힌다. 진료실에서 당신의 이야기를 기억해주는 의사, 그가 진짜로 치료를 시작하는 사람이다.

1. 난임의사 선택하기

1-4 대학병원에서 IVF를 권하지 않는 이유

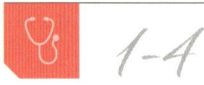

　　　　　　　난임 부부가 병원을 처음 선택할 때, 가장 먼저 떠올리는 곳은 대학병원이다. "교수님이 진료하고, 장비도 좋고, 혹시 모를 이상도 놓치지 않겠지"라는 기대 때문이다. 그 기대는 틀리지 않는다. 대학병원은 의료계의 심장이다. 희귀 질환, 중증 외상, 고난이도 수술 등에서 최고의 전문성과 체계를 자랑한다. 그러나 난임 치료만큼은 예외일 수 있다.

그 이유는 단순하다. 대학병원은 대부분 IVF 시술을 하지 않는 기관이기 때문이다. 진료와 진단, 연구에는 강하지만, 난임 치료의 핵심인 '시술'에서는 제한적인 역할만을 수행한다. 그런데 이 사실을 처음부터 알고 있는 환자는 많지 않다.

난임 치료는 결국 '기술'의 조합이다. 정확히 말하자면, 의료로 포장된 고도의 기술집약형 시술이다. 호르몬 반응 조절, 난자채취, 수정과 배아 배양, 자궁내막 타이밍에 맞춘 이식까지. 교과서로 설명할 수 없는 수천 번의 시행착오가 만든 실전 기술이자, 경험의 밀도로 완성되는 치료다. 바로 이 지점에서 대학병원은 구조적으로 불리하다.

대학병원은 본질적으로 '교육기관'이다. 난임을 연구하고 진단할 수는 있어도, 시술 자체는 제한적으로 운영하거나 아예 하지 않는 경우가 많다. 배양실은 실험실에 가깝고, 실전 경험이 부족한 수련의가 로테이션으로 근무하는 일이 흔하다. 숙련된 손끝을 가진 베테랑 연구원이 상주해 있지 않은 배양실은, 아무리 정밀한 장비를 갖췄더라도 결과를 장담하기 어렵다. 배아는 기계가 아니라, 사람의 눈과 손으로 키우는 존재이기 때문이다.

진료 시스템도 다르다. 교수는 외래, 수술, 강의, 연구 발표를 병행하고, 치료는 여러 팀으로 분산된다. 상담한 의사와 실제 처치를 담당하는 의사가 다른 경우도 많다. 환자 입장에서는 총괄은 교수지만, 관리는 다른 사람이 맡는 구조에 불안을 느낄 수밖에 없다.

물론 예외는 있다. 일부 대학병원은 전문 난임 팀을 구성해 민간 클리닉 못지않은 체계를 갖춰 운영하기도 한다. 그러나 이는 구조 자체가 아니라 개별 의지와 조직의 특성에 가까운 일이다. 대학병원의 기본 구조는 '난임 치료'에 최적화되어 있지 않다.

IVF는 단순한 진단이 아니다. 약물 투여와 일정 관리, 배아 발달과 동결, 이식 타이밍까지 전 과정을 한 방향으로 끌고 갈 수 있는 유기적 기술과 숙련이 필요하다. 한 사람이 전체를 설계하고 책임지는 구조가 아니면, IVF의 성공률은 떨어질 수밖에 없다.

전문 난임 클리닉은 이 점에서 완전히 다르다. 하루에도 수십 명의 시술이 이뤄지고, 한 연구원이 하루 수백 개의 배아를 다룬다. 결과가 곧 병원의 생존과 직결되기에, 모든 과정이 속도와 정밀 중심으로 맞춰져 있다. 시스템은 자연스럽게 집중도를 높이고, 책임이 분산되지 않는 구조에서 숙련도는 더욱 정교해진다.

물론 대학병원을 절대로 피해야 한다는 뜻은 아니다. 기저질환이 있거나, 복잡한 내과적 문제를 동반한 고위험군, 희귀 유전 질환처럼 정밀한 유전자 진단이 필요한 경우에는 대학병원 IVF가 오히려 적합하다. 이 경우에는 관련 전공 의료진과의 협진 체계 아래, 일부 대학병원에서 전문적으로 IVF를 진행할 수 있다.

그러나 그 외의 대부분 경우, 난임환자가 찾는 것은 정확한 설계, 일관된 관리, 숙련된 실행이다. 그리고 이 세 가지가 자연스럽게 돌아가는 시스템은, 대부분 전문 난임 클리닉에 존재한다.

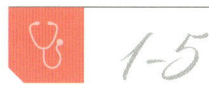

난임시술 스타트, 젊고 활기찬 난임의사에게 가라

난임 치료에서 의사의 경험은 단순한 이력 그 이상이다. 특히 착상이 반복적으로 실패하거나, 자궁기형·선근증·중증 다낭성난소증후군처럼 복합적인 문제가 겹쳐 있을 때, 치료는 단순한 매뉴얼로 풀리지 않는다. 이 분야는 정해진 공식을 따라가기보다, 복잡한 문제들을 하나씩 맞춰 풀어나가야 하는 고난도 퍼즐 게임에 가깝다.

이럴 때 진짜 중요한 것은 수많은 진료와 실패, 성공을 거치며 쌓인 '감'이다. 같은 배란유도제를 써도 어떤 환자에게는 무반응이고, 또 어떤 환자에게는 난포 과잉 반응을 유발한다. 같은 초음파 소견을 보고도 어떤 의사는 "기다리자"고 하고, 다른 의사는 "지금이 기회"라고 판단한다. 그 미묘한 차이를 만들어내는 건 교과서가 아니라, 바로 '현장 경험'이다.

그래서 '베테랑을 찾아야 한다'는 조언에는 일리가 있다. 단, 그 말은 어디까지나 상황에 따라 유효한 조언이다. IVF(시험관아기 시술)가 언제나 고난도 의학은 아니기 때문이다. IUI(Intra-Uterine Injection, 인공수정)나 단순 프로토콜을 따르는 초기 시험관 시술에서는 경험보다 정확한 실행력이 더 중요하다. 즉, IVF 시술 감각보다 정밀한 호르몬 추적, 정확한 배란일 계산, 내막 두께의 안정적 조율이 성공을 좌우한다.

이 지점에서 오히려 젊은 의사들의 강점이 드러난다. 치료 원칙을 흔들림 없이 지키고, 매뉴얼에 충실하게 접근하며, 환자마다 맞춤형으로 반응하는 세심한 태도는 단순 반복이 아니라 '정밀한 임상기술'이기 때문이다. 복잡한 판단이 필요한 난치성 난임 경우가 아니라면, 젊고 책임감 있는 의사야말로 가장 안전한 선택이 될 수 있다.

모든 난임환자가 고난도 케이스는 아니다. 젊고, AMH(Anti-Mullerian Hormone, 항뮬러관[1] 호르몬) 수치가 안정적이며, 자

---

[1] 엄마 뱃속 배아 단계일 때 여성의 생식기관으로 발달하게 되는 관. AMH 검사를 통해 난소 기능을 측정할 수 있다.

궁 환경에 특별한 병력이 없다면, 첫 시도에서 중요한 건 화려한 시술 계획이 아니라, 치료 원칙에 충실한 안정감이다. 이럴 때 경험은 '절대 무기'가 아니며, 오히려 정석을 묵묵히 지키는 태도가 더 강력한 도구가 된다.

결국 난임 치료의 성패는 '의사가 얼마나 오래 일했는가'보다 '지금 내 상태에 가장 적합한 전략은 무엇인가'에 달려 있다. 모든 상황에 정답은 없지만, 분명한 건 있다. 1차 시도에서 무조건 '명의'를 찾아야 한다는 고정관념이, 오히려 좋은 기회를 놓치게 할 수 있다는 사실이다.

IVF는 고난도의 의학이기 이전에, 반복의 의학이다. 때로는 기본에 충실한 손길이 가장 정확한 결과를 만든다. 처음 시도하는 환자에게는 특히 그렇다. 긴장되고 낯선 상황에서, 무뚝뚝한 '유명 의사'보다, 따뜻하게 설명해주는 '친근한 의사'가 훨씬 큰 힘이 될 수 있다.

소통이 가능하고, 눈을 맞추며 설명해주는 사람. 이해할 수 있는 언어로 조언하고, 긴 시간을 함께 걸을 수 있는 사람. 그가 당신에게 필요한 첫 번째 의사일 수 있다.

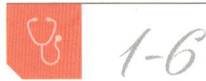

1. 난임의사 선택하기

1-6
산부인과 전문의라도
난임치료는 잘 모를 수 있다

산부인과 전문의가 된다는 것은, 수련이라는 전쟁터를 무사히 통과했다는 뜻이다. 분만실과 수술방, 외래 진료를 쉴 틈 없이 오가며 4년을 보내는 동안, 의사는 몸과 마음의 모서리를 둥글둥글 깎아가며 숙련된 임상의로 성장한다. 그러나 그렇게 치열한 시간을 지나 자격을 얻더라도, IVF(체외수정)에 대해서는 현장에서 배울 기회가 거의 없다. 그 이유는 간단하다. 레지던트 수련 과정에서는 주로 분만, 여성 질환, 부인과 수술이 중심이기 때문이다.

이론은 익숙하다. 배란, 수정, 착상까지의 생리학적 과정은 교과서로 정리되어 있고, 시험 문제로 나온다면 대답할 수 있다. 그러나 교과서 속 IVF는 지나치게 매끄럽고 정형화되어 있다. 현실은 다르다. 난포가 예쁘게 자라고, 수정이 깔끔하게 이루어지며, 착상이 자연스럽게 이어지는 시나리오는 시험지에서나 가능하다. 실제 임상에서는, 난자의 반응은 더디고 수정은 실패하거나 배아는 생각보다 빨리 정지한다.

그래서 IVF를 진짜로 배우기 위해서는 수련을 마친 후 난임 전문 병원에 들어가야 한다. 그때부터 다시, 처음부터 다시 배워야 한다. 초음파로 난포의 성장 속도를 확인하고, 과배란 유도 주사의 투여량과 타이밍을 환자에 따라 세심하게 조율한다. 채취된 난자의 상태를 확인하고, 수정 후 하루하루 배아의 분열을 지켜보며 생식의 미세한 흐름을 관찰하게 된다.

IVF는 단지 정자와 난자를 만나게 해주는 기술이 아니다. 그것은 생식내분비학의 정밀한 조율이자, 환자마다 다른 생물학적 반응을 읽어내는 고도의 감각이다. 예를 들어, 과배란 유도 주사를 맞으면 난소의 FSH(Follicle Stimulating Hormone, 난포자극호르몬) 수용체가 자극돼 여러 난포가 동시에 자라기 시작하지만, 그 민감도는 개인차가 크다. 어떤 환자는 적은 양으로도 난포가 과도하게 반응하고, 어떤 환자는 고용량을 써도 반응이 미미하다. 이 차이를 직접 경험해야 비로소 교과서와 현실의 간극이 보인다.

수정 이후에도 IVF는 예측 가능한 공정을 따르지 않는다. 배아는 생물학적 조건이 갖춰졌다고 해서 반드시 잘 자라는 것이 아니다. 세포 내 미토콘드리아 기능, 분열 속도, 세포질 상태, 투명대의 유연성 등 다양한 요소가 영향을 미친다. 착상 시점이 되면 자궁내막은 단순한 표면이 아니라, 수천 가지 분자 신호를 통해 배아의 상태를 평가하고 수용 여부를 결정한다. 이때 자궁은 '받을 것인가, 아닐 것인가'를 물으며 선택을 행한다.

결국 IVF는 교과서에 적힌 공식대로 작동하지 않는다. 환자의 몸, 시간, 조직의 반응이 매번 다르며 같은 자극에도 전혀 다른 결과가 나타난다. 의사는 눈으로 보고, 손끝으로 익히고, 매일같이 생명의 변화를 관찰하며 서서히 자신만의 감각을 만들어간다. 그래서 젊은 전문의들은 다시 초심으로 돌아가 선배의 진료 현장을 지켜보며 배우는 자세를 갖게 된다.

난임이라는 영역에 발을 들인다는 것은, 또 한 번 겸허하게 배우는 길을 걷는다는 뜻이다. 생식의 현장은 정답을 묻는 시험장이 아니라, 수많은 가능성과 예외를 해석해내야 하는 진료의 최전선이다. 그곳에서 의사는 다시 질문하고, 다시 관찰하며, 생명을 이해하는 법을 배워 나간다.

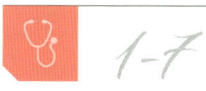

설명 없는 진료,
질문 없는 치료,
소통은 어디에?

진료실에 앉은 많은 난임 여성들이 공통적으로 호소하는 감정이 있다. 의사와 말이 안 통한다는 답답함이다. 절박한 마음으로 질문을 던지면 돌아오는 건 짧고 단정적인 대답이거나, 혹은 숫자 몇 개가 전부다. 환자는 감정을 담아 묻지만, 의사는 감정은 불필요하다는 듯 빠르게 진료를 마무리한다. 질문은 환자의 몫이고, 대답은 기계처럼 짧다. 어떤 부부는 "진료실이 아니라, 계획서가 오가는 사무실에 들어온 느낌"이었다고 토로한다.

이 거리감의 본질은 '공감 결핍'이다. 예를 들어 환자가 "이번에도 실패하면 어떻게 하죠?"라고 묻는 순간, 어떤 의사는 "다시 해 봐야죠", 혹은 "하다 보면 됩니다"라는 말을 던진다. 말 자체는 틀리지 않다. 그러나 그 말이 진료의 끝이라면, 환자에게는 너무나 공허하다. 그 '한 번'은, 인생 전체를 걸고 기다려온 시도이기 때문이다.

계획표를 다시 짜는 것으로 진료가 끝나는 현실 속에서, 환자는 설명 없는 상실감을 품고 병원을 나선다. 많은 부부가 눈물을 터뜨리는 건 실패 때문이 아니라, '공감받지 못한 실패' 때문이다.

또 하나 짚고 넘어가야 할 현실은, 진료실이 점점 더 숫자 중심으로 운영되고 있다는 점이다. AMH, FSH, 배아 등급, 내막 두께… 복잡한 수치와 지표가 난임 진료의 언어가 된 지 오래다. 그러나 그 숫자들은 '가능성'을 말할 뿐, '결론'을 말하지는 않는다.

"이번 주기는 배란이 늦었으니 취소하시죠."

그 말에는 주기에 맞춰 일상을 조정하고, 마음을 다잡아온 환자의 시간은 담겨 있지 않다.

"내막이 너무 얇아서 안 된 것 같아요. 다음엔 두껍게 만들어서 해봐요."

과학적 설명이지만, 상처받은 마음엔 차가운 기름이 된다. 숫자로만 이뤄진 진료는 정밀하지만, 인간적이지 않다.

물론 모든 책임을 의사 개인에게 돌릴 수는 없다. 유명 대학병원 외래 진료 시간을 보면, 한 사람에게 주어진 시간은 고작 5분남짓. 설명보다는 스케줄 조정이 우선이고, 감정에 반응하는 시간은 '비효율'로 간주된다. 진료는 점점 더 공정처럼 흘러가고, 환자는 그 흐름을 따라가야 한다. 의사들이 처음부터 무정했던 것이 아니다. 구조가 그들을 무감하게 만든 것이고, 환자들이 그 결과를 고스란히 떠안고 있는 것이다.

어떤 의사는 취재 온 기자에게 이렇게 말한다.

"했던 말 또 하고, 또 하고 너무 힘들다."

그 말이 현실임을 부정할 수 없다. 그러나 환자 입장에서는, '처음 듣는 설명'이다.

이 글은 특정 의사를 비난하기 위해 쓰는 것이 아니다. 다만, 환자에게 질문하고 싶다. 혹시 당신은 지금, 아무 설명도 듣지 못한 채 그저 따라가고만 있지 않은가? 난임 치료는 복잡하고, 불확실하며, 수많은 갈림길이 존재한다.

의료는 정보를 제공하는 일이고, 선택은 환자의 몫이다. 그렇다면 진료실에서 가장 먼저 있어야 할 것은 '질문'과 '설명'이다. 그것이 없다면, 아무리 수치가 완벽해도, 그 진료는 반쪽짜리일 수밖에 없다.

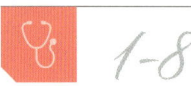

1-8 검사 수치와 몸의 간극을 읽는 의사가 결과를 바꾼다

시험관아기 시술에서 가장 중요한 것은 무엇일까? 배아의 질일까, 호르몬 수치일까, 아니면 최신 배양 장비일까, 배양연구원의 실력일까? 이 질문과 답은 언뜻 타당한 것 같지만, 진료 현장을 가까이에서 지켜본 사람이라면 더 본질적인 답에 고개를 끄덕이게 된다. 바로, 어떤 의사와 시작했느냐가 결과를 바꾼다는 사실이다.

이 점은 시술이 반복될수록 더 자주, 더 명확하게 드러난다. 난임 시술은 겉보기에 자동화된 시스템처럼 보이지만, 실상 모든 결정은 결국 사람(의사)에게서 비롯된다. 약을 언제 시작할지, 용량은 어떻게 조절할지, 난자채취 시점을 언제로 할지, 배아이식은 이

번 주기에 할지 말지 등 이 모든 선택은 의사의 감각과 경험, 그리고 판단에서 출발한다.

같은 약을 써도, 같은 배아를 만들어도, 시술을 설계한 사람(의사)이 누구냐에 따라 전혀 다른 결과가 나올 수 있다. 그 이유는 단순하다. 초보 의사는 '정상 수치'가 나오면 안심하고, 예외적인 반응이 나타났을 때에야 비로소 대응을 고민한다. 환자의 미세한 신호를 우연으로 넘기고, 실패가 반복되어도 접근 방식은 크게 달라지지 않는다.

반면 베테랑 의사는 검사 수치(숫자)와 몸의 간극을 읽는다. 내막이 0.5mm 얇아도 자궁의 전반적인 상태가 양호하다고 판단해서 이식을 결정하고, 배란 주기가 불규칙해도 배란유도를 하면서 착상 확률이 높을 최적의 시간을 조정할 줄 안다. 경험은 이론으로 설명할 수 없는 판단의 축적이다. 그리고 이 축적이 곧 성공률의 차이를 만든다.

문제는, 환자가 그 차이를 알아채기 어렵다는 점이다. 흰 가운을 입고 진료실에 앉아 있는 이상, 초보든 베테랑이든 겉보기엔 모두 똑같아 보인다. 난임의사라면 시술 연차와 경력을 무시하고 다 비슷하다고 생각한다. 의사의 말은 유창하고, 차트는 정리돼 있으며, 필요한 절차는 빠짐없이 진행된다. 그러나 시술은 진료실에서가 아니라, 그 이후의 시간 속에서 이루어진다. 정제된 설명보다 중요한 건, 예외를 읽는 눈이고, 계획보다 더 결정적인 건 돌발 상황에 대한 유연한 대처력이다.

의사의 숙련도는 결국 시간에서 온다. 이 분야에서 '시술 연차'보다 더 중요한 건 '건수'다. 수백 명의 환자, 수천 개의 케이스를 임상에서 직접 경험한 의사만이 예외 앞에서 흔들리지 않는다. 난임의 원인은 비슷해도 몸의 반응은 전혀 다르기 때문에, 하나의 패턴으로 모든 상황을 해석할 수는 없다. 베테랑이 만든 전략에 성공 확률이 높은 이유는, 그 안에 수많은 실패와 피드백의 흔적이 축적돼 있기 때문이다.

물론 시스템은 의사의 판단을 보완해줄 수 있다. 좋은 약, 정밀한 장비, 뛰어난 배양실, 실력있는 배양연구원. 그러나 그것들은 어디까지나 보조적 의미다. 시술 전 과정을 설계하고 조율하며 책임지는 주체는 결국 '의사'다. 그리고 그 사람이 누구냐에 따라, 같은 치료가 완전히 다른 결과로 이어질 수 있다.

그래서 IVF를 앞둔 환자라면, 의사의 연차보다 실제 IVF 시술을 얼마나 하였는가, 실패 시 전략을 수정할 역량이 있는가를 먼저 물어야 한다. 환자는 소비자로서가 아니라, 생명 잉태라는 인생의 가장 큰 숙제를 함께 풀어갈 동반자를 찾는 일이기 때문이다.

 기술은 날로 정교해지고, 장비는 매년 발전하지만, 여전히 결정은 사람의 눈과 손에서 이뤄진다. 그래서 난임 치료의 첫 단추는 병원이 아니라, 의사다.

 당신의 몸을 어떻게 보고, 무엇을 느끼고, 어떤 판단을 내리는 사람이 그 자리에 앉아 있는가? 그 한 사람이 결과를 바꾸는 첫 번째 전략이 된다.

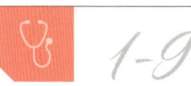

의사의 성격이 임신의 성패를 좌우한다

난임병원 진료실을 수없이 오가며 하나의 결론에 도달하게 된다. 의사의 성격이 치료 방향을 결정하고, 때로는 임신의 결과까지도 바꾼다는 사실이다. 같은 약을 써도, 같은 배아를 이식해도, 같은 조건에서 다른 결과가 나오는 건 단지 생물학적 확률 때문만은 아니다. 환자를 대하는 태도, 설명 방식, 결정을 내리는 속도와 리듬, 이 모든 요소가 환자의 몸과 마음이 반응하는 방식을 미묘하게 바꾼다.

기억에 남는 여성이 있다. IVF 관련 기사, 난임의사 인터뷰가 잡지에 게재될 때면 누군지도 모르는 여성들로부터 이메일이 쏟아진다. 자궁내막증식증이 심했던 그녀는 필자에게 이메일을 보내와 자신의 상황을 털어놓고, 감정적 위로를 갈망했다. 그녀가 다 녔던 전 병원의 의사는 단호한 말투로 이렇게 말했다는 것이다. "이 자궁으로 임신이 되면 내 손에 장을 지진다." 진단보다 더 깊 은 상처가 마음에 남았다고 했다. 그 말은 치료의 시작이 아니라, 희망의 끝처럼 들렸다고 한다.

몇 달 뒤, 다른 병원에서 그녀는 정반대의 말을 들었다. "임신 을 못 하는 자궁은 없습니다. 우리 같이 해봐요." 그 의사의 말투 역시 단호했으나, 그 안엔 신뢰와 동행, 희망의 온기가 있었다. 이 상하게도 그날 이후 그녀는 잠이 잘 왔고, 기분도 좋아졌다고 했 다. 마음이 편해지니 난자도 잘 자랐고, 결국 그녀는 임신에 성공 했다. 의사를 바꾼 것이 그녀를 엄마로 만든 것이다.

진료실의 분위기 역시 의사의 성향을 고스란히 반영한다. 조심 스럽게 질문을 던졌을 때, 끝까지 들어주는 의사가 있는가 하면, 말을 자르며 결론부터 말하는 의사도 있다. 어떤 환자는 이렇게 하소연했다. "예전 병원 의사는 제 말을 듣고 과배란 주사약을 바 꿔줬는데, 지금 의사는 내 얘기를 듣지도 않고 '그건 아니에요. 이 게 더 좋아요'라고 끊더라고요." 심지어 간호사의 말투마저 의사의 성향을 닮아서인지 차갑고 단정적이었다고 한다. 그녀는 A사의 과 배란 주사제를 쓸 때는 피로감이 심하고 두드러기가 올라왔으며,

나와 맞는 난임의사 찾기 043

난포가 잘 자라지 않았는데, B회사의 과배란 주사제에서는 그런 불편함이 없었다는 것이다. 나름의 경험을 의사는 가차없이 무시했던 것이다.

의사의 성격, 이 모든 차이가 결국 치료 전략의 차이로 이어진다는 점이다. 신중한 의사는 불필요한 검사를 줄이고, 환자의 반응을 더 세심하게 본다. 반면, 성급한 의사는 임상 데이터만 보고 다음 단계를 빠르게 밀어붙인다. 실제로 특정 성향의 의사는 자궁내시경, 면역치료 등을 더 자주 권유하는 경향을 보인다. 물론 그런 결정이 모두 잘못됐다고 단정할 수는 없다. 하지만 치료가 길어질수록 환자는 '무엇을, 왜' 하는지 납득하고 이해해야만 한다. 설명 없이 따라가는 진료는 결국 후회로 남는다.

환자에게 치료 실패보다 더 깊은 상처는 '왜 그때 아무것도 묻지 못했을까'라는 자책감이다.

성격은 또 하나의 의학적 변수다. 설명을 충분히 해주는 의사와 그렇지 않은 의사, 환자의 말을 경청하는 의사와 자신의 루틴만 반복하는 의사 사이에는 실제로 큰 차이가 있다. 어떤 의사는 환자가 질문할 틈조차 주지 않고 진료를 끝내고, 어떤 의사는 환자의 눈을 바라보며 한 박자 멈춘다. 그 짧은 차이가 결국 신뢰를 만들고, 진료의 질을 바꾼다.

정보가 부족한 상태에서 권유받는 시술은 불안을 낳고, 불안은 몸의 반응으로 연결된다. IVF는 단순한 시술이 아니다. 육체와 정신이 정교하게 맞물려야 성과를 내는 치료다. 의사와 환자 관계는 '설명과 수용'의 구조를 넘어선다. 그러니 난임 부부라면 치료 초기에 반드시 자신에게 이 질문을 던져야 한다. "지금 내 앞에 있는 의사는, 내 삶의 가장 큰 고민을 함께 나눌 사람인가? 아니면 숫자와 계획표로만 판단하는 사람인가?"

단호함과 냉정함이 필요할 수도 있다. 그러나 그 냉정함이 누군가를 좌절하게 만드는 방식이어서는 안 된다. 환자와 함께 결정하고, 함께 기다릴 줄 아는 사람. 그 사람이 결국 가장 좋은 의사다. 배아의 등급보다 더 중요한 것은 누가 그 배아를 어떻게 바라보는가이다.

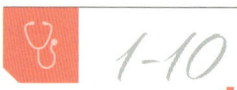

치료는 손끝에서, 성공은 관계에서

난임 치료를 받아본 사람은 안다. 치료는 몸으로 받지만, 그 과정을 견디는 건 마음의 몫이라는 사실을. 주기와 약물, 계획표는 정교하지만, 그 정교함을 끝까지 따라가는 힘은 단순한 인내에서 나오지 않는다. 불확실한 과정을 견디는 마음, 설명을 이해하고 전략을 받아들이는 태도, 결과를 기다리는 동안 조급해하지 않는 자세, 이 모든 감정의 안정은 결국 '누구와 함께 하느냐'에 달려 있다.

그래서 난임 치료에서는 의사와 환자의 '궁합'이 중요하다. 단순히 진료 스타일이 맞느냐의 문제가 아니라, 소통이 흐르고, 감정이 이해되며, 치료의 의미를 공유할 수 있는 관계가 되느냐가 핵심이다. 아이러니하게도 과학이 지배하는 이 치료에서 결정적인 변수는 사람과 사람 사이의 파장이다. 같은 약, 같은 배아, 같은 이식술을 쓰더라도 어떤 관계 안에서 그 치료가 이루어지느냐에 따라 결과는 달라질 수 있다.

한 여성은 세 번째 병원에서 비로소 임신에 성공했다. 의학적 조건은 첫 번째 병원과 다르지 않았다. 사용하는 약도 비슷했고, 배아의 질도 유사했다. 그런데도 결과는 달랐다. 그 이유를 묻자 그녀는 이렇게 말했다. "이번엔 믿고 맡길 수 있었어요. 설명을 들을 때도, 결과를 기다릴 때도, 제 마음이 안정돼 있었어요." 불안한 사람은 잠을 설친다. 잠을 설친 몸은 호르몬의 균형을 유지하지 못한다. 마음이 편해야 몸이 반응한다는 건, 과학 이전에 생리의 기본이다.

물론 의사는 치료를 이끄는 사람이다. 그러나 그 이끎은 통제나 명령이 아니라, 설득과 신뢰를 기반으로 한 동행이어야 한다. 말이 통하지 않는 의사와의 치료는 언제나 고통스럽다. 설명은 짧고, 계획은 일방적이고, 결정은 빠르다. 환자는 따라가면서도 불안하다. 이해하지 못한 채 동의하고, 납득하지 못한 채 주사를 맞는다. 그럴 때 아픈 건 몸이 아니라 마음이다.

'궁합'은 감정의 문제가 아니다. 그것은 소통이자 공명이며, 신뢰의 방향이다. 내가 질문을 던졌을 때, 의사는 어떤 눈빛과 말투로 반응하는가? 실패했을 때, 진심으로 원인을 궁금해 하는가? 다음을 결정할 때, 익숙한 프로토콜만 따르고 있나? 이 모든 순간이 관계를 측정하는 척도이고, 그 척도가 맞아떨어질 때 치료는 단순한 절차가 아닌 가능성으로 작동한다.

치료는 의사의 손끝에서 이루어지지만, 성공은 관계 안에서 자라난다. 의사의 실력만 보는 것도, 병원의 간판만 따지는 것도 충분하지 않다. 내 마음을 열 수 있는 사람인가, 이 의사와 함께 끝까지 가볼 수 있을 것 같은가. 그 직감을 무시해서는 안 된다. '궁합'이라는 말은 감(感)에서 왔다. 그리고 그 촉은, 생각보다 정확하다. 난임 치료에서 '신뢰'와 '소통'이라는 비의료적 요소가 얼마나 결정적인 변수로 작동하는지 간과해서는 안 된다.

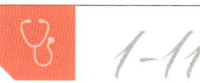

학자적 양심과
의사로서의 욕심,
과잉은 치료가 아니다

병원 진료실은 우리가 생각하는 것보다 훨씬 더 복잡한 이해관계 위에 서 있다. 의료는 과학인 동시에 산업이고, 의사는 진료자이자 서비스 제공자이며, 병원은 치료 공간이자 수익을 내야 하는 조직이다. 그 안에서 환자는 정보를 얻고 선택하며 책임까지 스스로 져야 한다. 특히 시술이 고가이고 과정이 길며 결과가 불확실한 난임 진료에서는 그 구조가 더욱 노골적으로 드러난다. 그리고 그 중심에는 한 가지 물음이 남는다. 지금 내 앞의 의사는 학자적 양심으로 말하고 있는가, 아니면 의사로서의 욕심을 감추고 있는가?

학자적 양심은 '모든 걸 하자'는 태도가 아니다. 오히려 그 반대다. 불확실한 것의 한계를 명확히 말하고, 불필요한 개입을 줄이며, 환자의 시간과 자원을 보호하려는 태도다. 반면 욕심은 종종 "혹시 모르니까 해보자"는 도전으로 나타난다. "자궁경 검사를 한 번 더 해보시죠", "면역 문제가 있을 수도 있어요", "착상보조요법도 같이 하시면 더 낫죠" 같은 권유가 반복될 때, 환자는 안심하고 의사는 욕심을 채운다. 아이러니하게도 이러한 의사의 욕심이 뜻밖의 원인을 밝혀내기도 한다.

반면 난임병원 취재에서 만난 한 여성은 이렇게 말했다.

"이게 정말 효과가 있느냐보다, 안 하면 내가 손해 보는 것 같다는 느낌이 계속 들어요."

상담의 언어가 과학적 설명이 아니라 판매처럼 느껴질 때, 환자는 무언가에 쫓기듯 결정을 내리게 된다. 그 결과는 실패이거나 후회이거나, 둘 다일 수 있다.

그렇다고 모든 의사를 의심하라는 건 아니다. 다만 오늘날 병원의 구조가 양심보다 욕심을 유리하게 작동하도록 설계되어 있다는 점은 인식할 필요가 있다. 수가가 낮은 진료는 병원 수익에 도움이 않아서, 고가 시술이 자연스럽게 권장되기도 한다. 의사가 환자의 시간과 비용을 아껴주면 병원은 손해를 볼 수도 있다. 그리고 그 손해는 종종 의사의 내부 평가로 되돌아온다. 환자 수,

성공률, 수익률, 모든 지표가 진료실을 움직이는 기준이 되기도 한다.

그래서 환자는 묻는 법을 배워야 한다. "이 시술은 지금 꼭 필요한가요?", "이 검사를 안 하면 시술을 반복하는 의미가 없나요?", "왜 지금 이 방법을 선택해야 하나요?"라는 질문은 단순한 의심이 아니라, 선택권을 되찾기 위한 최소한의 언어다. 진짜 학자는 이 질문 앞에서 망설이지 않는다. 설명을 피하지 않고 불필요한 것을 줄이는 데 거리낌이 없다. 환자의 자원을 보호하려는 태도야말로 진료의 진정한 출발점이다.

과잉 진료와 권유의 말들 사이에서 환자가 알아야 할 진실은 하나다. 더 많이 한다고 더 잘되는 것은 아니다. 오히려 '적절한 타이밍에, 필요한 만큼만 하는 것'이야말로 가장 정밀한 치료다. 의사의 열정과 성의는 중요하다. 그러나 그보다 앞서야 할 것은 명확한 기준과 설명의 책임감이다. 말이 많아질수록, 시술이 많아질수록, 의사가 제공해야 할 건 결정이 아니라 설명이다.

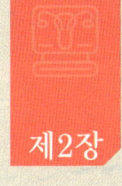

제2장

난임의사의 눈, 초음파의 세계

같은 몸, 다른 해석
초음파는 기계가 아니라
해석이다

 난임 진료에서 초음파는 가장 자주 마주치는 장면이다. 배란 유도 시점 결정, 내막 상태 확인, 난포의 성장 추적, 배아이식일 판단까지 모든 결정이 이 한 장면 위에서 이루어진다. 환자는 진료 때마다 같은 자세로 눕고, 동일한 기계가 몸 안을 비춘다. 그런데도 진료실을 나서면 이런 이야기가 들린다. "이번 병원에선 선근증이 있다네요. 그런데 지난 병원은 아무 이상 없다고 했거든요." 왜 같은 몸을 보고 다른 말을 하는 걸까? 그리고 우리는 과연, 이 초음파를 어디까지 믿어야 할까?

 초음파는 기계가 아니다. 그것은 언어다. 이미지가 자동으로 진단을 내려주는 게 아니라, 그 화면을 해석하는 사람의 시선과 경험에 따라 의미가 결정되는 도구다. 예를 들어 자궁선근증은 자궁근육층 속으로 내막 조직이 파고든 형태인데, 경계가 모호하고 전체적으로 흐릿하게 보인다. 숙련된 의사는 그 흐릿함 속에서 비정상적인 패턴을 읽어내지만, 경험이 부족한 의사는 "특별한 이상은 없습니다"라고 넘긴다. 같은 화면을 두고도 다른 판단이 나오는 건 '무엇을 보았느냐'보다 '어떻게 해석했느냐'의 차이다.

자궁근종도 마찬가지다. 2cm 이상이면 대부분 쉽게 관찰되지만, 내막 가까이 위치한 1cm 미만의 점막하근종은 내막이 얇은 시점이 아니면 놓치기 쉽다. 자궁내막증식증 역시 마찬가지다. 내막 두께가 15mm를 넘는다고 해서 무조건 문제는 아니고, 반대로 10mm라도 모양이 울퉁불퉁하거나 균질하지 않다면 병변으로 의심해볼 수 있다. 다시 말해 초음파는 단순한 수치보다, 그것을 읽는 해석의 힘이 훨씬 중요한 도구다.

그래서 어떤 의사는 "정상입니다"라고 말하고, 어떤 의사는 "검사가 더 필요합니다"라고 말한다. 누구는 "걱정할 일 없습니다"라고 하고, 또 누구는 "자궁경 검사를 받아보시죠"라고 제안한다. 환자 입장에서는 혼란스럽다. 내 몸은 하나인데, 왜 진단은 이렇게 다를까. 이 혼란은 초음파라는 도구가 가진 '주관성'에서 비롯된다. 영상은 객관적일 수 있지만, 그것을 읽어내는 해석은 의사의 임상 경험과 문제의식, 집중력에 따라 달라진다.

그렇다면 우리는 어떤 의사의 말을 믿어야 할까. 정답은 '더 걱정되게 만든 말'이 아니라, '더 많이 설명해주는 말'이다. "이상 없습니다"라는 말이 신뢰를 얻으려면, 왜 이상이 없다고 보는지를 설명할 수 있어야 하고, "무언가 보입니다"라고 말한다면 그 장면을 함께 보여주며 근거를 짚어줄 수 있어야 한다. 초음파 진료의 본질은 결국 해석이다. 그리고 그 해석의 깊이는 진단을 바꾸고, 치료 전략을 바꾸며, 때로는 결과까지 바꿔놓는다.

초음파를 맹신할 필요는 없다. 그렇다고 그 중요성을 간과해서도 안 된다. 진짜 중요한 건 기계가 아니라, 그 기계를 다루는 사람(의사)이다. 초음파는 통찰력의 도구다. 경험이 많은 의사는 수치나 영상보다 그 이면의 패턴과 맥락을 먼저 본다. 설명 없이 화면을 넘기는 진료는 신뢰를 만들지 못한다. 반대로, 차근히 설명하는 의사는 설령 '아무 문제 없다'고 해도 믿음을 준다. 결국 초음파 진료란 숫자가 아니라, 사람이 만드는 신뢰다.

난임의사가 직접 초음파를 봐야 하는 이유

난임 진료에서 초음파는 단순한 검사 장비가 아니다. 난임의사에게 초음파란 곧 '눈'이며, 치료의 방향을 잡는 '나침반'이자 실시간 판단을 가능하게 하는 유일한 감각적 매개체다. IVF라는 복잡한 시술의 맥락을 진짜로 이해하고 있는 의사라면, 초음파 없이는 진료도 계획도 설계할 수 없다. 때문에 초음파를 직접 본다는 것은 단순히 환자의 자궁과 난소 상태를 직접 확인해본다는 차원을 넘어, 치료의 모든 퍼즐을 자기 손으로 맞춰가겠다는 의학적 선언이기도 하다.

초음파 화면 위에서는 단순한 수치 이상의 정보가 흐른다. 난포 크기와 수, 자궁내막의 두께는 물론이고, 난포의 성장 속도와 난소 자극 반응의 패턴까지 그려진다. 숙련된 의사는 화면을 보는 순간, 말 그대로 '느낀다'. "이 환자, 난포가 빨리 자라네. 용량을 조절해야겠다." 혹은 "이 위치는 채취가 까다로울 수 있겠군." 이러한 판단은 책상 앞에서 하는 계산이 아니라, 그 자리에서 즉시 내려야 하는 감각의 영역이며, 오직 직접 본 사람만이 가질 수 있는 임상의 통찰이다.

하지만 초음파를 다른 의료진이 보고, 담당 의사가 리포트를 통해 간접적으로 판단하는 구조에서는 이 즉시성과 감각이 사라진다. 그래서 대학병원에서도 레지던트나 펠로우가 먼저 본 초음파를 교수진이 다시 확인하는 관행이 있는 것이다. 아무리 정밀한 기록을 남긴다 해도, 그 순간의 조직 반응, 해부학적 구조, 미세한 분위기까지는 사진 한 장, 글 몇 줄로 대체되지 않는다.

특히 난소기능이 저하된 환자처럼 난포가 작고 예민하게 반응하는 경우나, 배란 타이밍을 하루도 틀리지 말아야 하는 자연주기 IVF의 경우에는 더욱 그렇다. 화면상 난포 크기에 변화가 있는지 아닌지, 내막이 하루새 어떤 변화 양상을 보였는지, 그 미세한 움직임을 감지하는 것은 숙련된 의사의 '직접 본 감각'에서만 가능하다.

또한 중요한 건 해부학적 변이의 인지다. 자궁이 전굴인지 후굴인지, 자궁경부가 비정상적으로 휘었는지, 자궁내막이 접혀 있거나 유착돼 있는지 등은 단 한 장의 사진이나 단순 리포트로는 파악할 수 없다. 자궁 기형, 유착, 생식기 내 질환이 있는 환자일수록, 초음파를 반복적으로 직접 확인하며 시술의 경로를 계산하고 확인해야 한다. 그럼에도 불구하고, 시술 당일 처음 환자의 자궁 구조를 확인하게 된다면, 정밀도가 떨어지고 시술의 안전성 역시 장담하기 어렵다. 초음파를 보는 실력과 난자채취, 배아이식 기술이 아직은 미숙한 초보 의사라면 평균과 다른 환자의 생식기 위치와 모양에 당혹스러울 수 있다.

환자 입장에서도, 초음파를 주치의가 직접 보는 병원은 전혀 다른 신뢰감을 준다. 매번 같은 사람이 내 난포를 지켜보고, 내막의 흐름을 함께 읽어주며 눈을 맞추는 진료는 단순한 검진을 넘어선다. 그런 관계 속에서는 환자의 감정도 안정되고, 몸 또한 그 리듬을 받아들이기 시작한다. 초음파를 본다는 것은 진단을 위한 관찰이며, 그 관찰이 누적될 때 비로소 정밀도와 예측력이 쌓이는 것이다.

물론 모든 환자에게 초음파를 의사가 직접 봐야 하는 건 아니다. IVF 초기 단계의 단순 케이스, 나팔관 폐쇄로 인한 일반 난임, 인공수정이 예정된 전형적 상황에서는 숙련된 초음파실 방사 선사의 도움만으로도 충분한 진료가 가능하다. 하지만 난소기능이 극단적으로 저하된 경우, 자연주기 IVF처럼 타이밍이 생명인 시술, 다낭성난소증후군이 심한 난소에서의 난포 변화, 생식기 기형이나 구조적 이상이 동반된 경우에는 반드시 난임의사가 초음파를 직접 보는 시스템이 있는 병원을 택해야 한다. 이것은 선택이 아니라, 치료의 기본이다.

더 정확히 말하면, 난임의사에게 초음파란 단순한 검사 기계가 아니라 '임상 파트너'다. 이 장비 없이는 계획을 세울 수도, 시술을 진행할 수도 없다. 난포의 성장 속도와 자궁내막의 반응 패턴, 자궁의 구조적 특성을 파악하고, 그에 맞춰 치료를 조율하는 모든 과정은 초음파 화면 위에서 시작되고 끝난다. 그 화면은 의사의 판단이 깃드는 공간이며, 모든 시술의 타이밍이 계산되는 설계도다. 난임의사는 초음파를 통해 환자의 리듬을 느끼고, 그 리듬에 맞춰 손을 움직일 줄 아는 전문가여야 한다.

결국 핵심은 시스템이 아니다. 지금 당신의 몸을 가장 자주, 가장 깊이 들여다보고 있는 의사가 실제로 IVF 시술까지 책임지는 의사인지가 중요하다. 초음파를 보는 손이, 곧 임신 성공률을 움직이는 손이다.

난임의사의 실력은 초음파 해석이 8할이다

난임 진료의 핵심은 '타이밍'이다. 언제부터 과배란 주사를 시작할지, 배란은 어느 시점에 일어날지, 난자채취를 언제 할지, 배아이식을 언제 할지 등 모든 결정은 이 절묘한 타이밍 위에서 이루어지며, 그 타이밍을 맞추는 데 있어 가장 결정적인 도구가 바로 초음파다. 시술의 전 과정을 관통하는 흐름은 결국, 초음파 한 장면의 해석에 달려 있다고 해도 과장이 아니다.

그러나 초음파는 단순히 '찍는 기술'이 아니다. 기계가 보여주는 이미지를 의사가 얼마나 예민하게 읽어내며 그리고 어떤 판단을 내리는가가 진짜 실력이다. 난포의 크기를 측정하는 것은 누구나 할 수 있다. 하지만 그 난포가 실제로 성숙한 난자인지, 단지 자극에 반응해 커지기만 한 것인지, 아니면 난포로 보이지만 낭종인지, 다음 주기로 난포 키우기를 넘기는 편이 나은지 등을 판단하는 일은 숙련된 의사의 몫이다. 같은 화면을 두고도 초보와 베테랑의 해석은 다르며, 그 해석의 차이는 성공과 실패의 갈림길이 된다.

시험관아기 시술에서는 1~2일의 미세한 판단 차이로도 결과가 달라질 수 있다. 너무 이르면 미성숙 난자가 채취되고, 하루 늦으면 이미 배란이 터져버려 채취 자체가 불가능해질 수 있다. 성숙난자가 많은 것 같은데 막상 채취한 난자 개수는 적을 수 있고, 내막의 상태가 좋은데 착상이 안 되거나, 배아의 질이 좋아도 착상 실패가 반복되고, 예상치 못한 생리주기 변화 등 복잡한 상황들 앞에서 결국 문제를 풀 열쇠는 난임의사의 초음파 해석력에 달려 있다.

하지만 실제 진료실에선 환자가 초음파를 같이 보면서도 의사로부터 제대로 된 설명을 듣지 못하는 일이 다반사다. "잘 자라고 있어요", "내막도 괜찮네요"라는 짧은 멘트가 전부이고, 빨리 일어나서 옷을 입기 바쁘다. 설명이 짧을수록 환자는 불안해지거나 의사를 신뢰하지 못할 수 있다. 의사가 초음파를 제대로 봐주기보다는 미리 짜둔 시술을 위한 계획만 기계적으로 밀고 가는 것 같은 느낌이 들수록 실패를 되풀이하게 된다.

제대로 된 난임의사는 초음파 화면을 읽으며 과거를 떠올리고, 현재를 분석하며, 미래를 예측한다. 전 주기의 난포의 움직임, 지난달 내막의 반응, 유산 이후 내막의 회복 상태까지 종합적으로 고려해 다음 전략을 구상한다. 이 종합적 해석력이 쌓여야만 한 주기의 실패를 다음 주기의 성공으로 바꿀 수 있다. 결국 숙련된 초음파 해석이란 단순한 판독이 아니라, 한 사람의 생식력 역사를 읽는 기술이다.

기계는 누구에게나 같은 이미지를 보여준다. 하지만 그 이미지를 어떻게 읽느냐는 전적으로 의사의 경험과 통찰에 달려 있다. IVF는 시간과 비용이 집중되는 시술이기에, 한 번의 판단 실수는 단순한 실패를 넘어 환자에게 큰 상실감으로 다가올 수 있다. 그래서 초음파 앞에서 잠시 멈춰 흐름을 읽고, 환자에게 그 뜻을 설명해줄 수 있는 의사야말로 진짜 실력 있는 난임의사다.

초음파는 도구가 아니라 언어다. 환자의 몸 상태, 호르몬 반응, 치료 설계도면을 의사에게 말해주는 생체의 메시지다. 그 언어를 읽을 줄 아는 의사, 그리고 그 언어를 말로 풀어 설명해줄 수 있는 의사가, 당신이 믿고 맡겨도 되는 의사이다.

2. 난임의사의 눈, 초음파의 세계

몇 초 만에 진단하는
초음파 달인 의사들

간혹 이런 의문을 제기하는 이들이 있다. "유명 난임의사에게 갔더니, 초음파를 너무 무성의하게 보더라고요." 진료 시간이 너무 짧고, 설명도 간단하다는 불만이다. 하지만 이 장면을 다시 들여다보자. 하루 평균 100명의 환자를 진료하고 연간 250일 진료를 이어간다고 가정하면, 1년에 약 2만5,000명, 25년간 누적 환자 수는 62만5,000명에 이른다. 난임 진료의 특성상 대부분의 내원이 초음파를 포함했다면, 62만 회 이상의 초음파 판독 경험이 쌓였다는 이야기다. 단순한 숫자가 아니다. 이 안에는 난소와 자궁의 수많은 변형, 임신 초기부터 후기까지의 미묘한 변화, 병변의 경계와 구조까지 축적된 데이터가 녹아 있다. 바로 그 반복 속에서 직관은 탄생한다.

그렇다. 어떤 의사는 초음파 화면을 몇 초 만에 훑고도 정확한 진단을 내린다. 머뭇거림 없이 프로브를 움직이고, 짧고 단정하게 다음 단계를 제시한다. 환자는 그 짧은 순간에도 묘한 안정감을 느낀다. 이 의사는 뭔가 다름을 감각적으로 느낀다. 그리고 대부분 그 느낌은 틀리지 않는다. 초음파를 많이 본 의사는 단순히 '보는 것'이 아니라 '읽는 것'의 차이를 안다.

초음파 진료의 본질은 빠른 시선이 아니라 축적된 판단이다. 수십 명의 난포와 내막을 매일 관찰하고, 수천 번의 배란 시점과 시술 결과를 경험한 의사는 화면을 보는 순간 그 너머까지 함께 본다. 같은 내막 7mm라고 해도, 그 내막이 착상에 적합한지, 아니면 다음 주기를 기다려야 할지 감을 잡는다. 이는 단순한 수치 해석이 아니라, 오랜 시간 눈으로 익힌 몸의 언어를 읽어내는 고유한 감각이다.

이런 의사들의 설명은 간결하지만 정확하다. "이 내막이면 오늘이 좋겠어요", "이번 주기는 조금 기다렸다가 가죠." 짧은 말 속에 수백 건의 유사 사례와 그 결과가 압축돼 있다. 환자 입장에서는 마치 '슥 보고 끝낸 것처럼' 보이지만, 그 판단의 바탕에는 수년간의 반복 관찰이 자리 잡고 있는 것이다.

나와 맞는 난임의사 찾기

질식초음파는 누구나 할 수 있지만, 그것으로 정확히 판단하는 건 아무나 할 수 없다. 숙련되지 않은 의사는 교과서에 나오는 성숙난포의 사이즈면 채취를 위해 주사처방을 한다. 그러나 진짜 경험 많은 의사는 그날 환자의 자궁 컨디션, 내막의 반사도, 난포 주변의 미세한 음영까지 본다. 화면에 나오지 않는 것을 읽는 힘, 그것이 초음파의 '감별력'이자 진짜 실력이다.

무엇보다 이들은 실패했을 때 다르게 대처한다. 이유 없이 착상이 안 된 경우, 한두 주기 전의 초음파 장면을 머릿속에 되짚는다. 혹시 놓쳤던 미세 내막 폴립이 있었는지, 자궁의 기울기가 달라졌는지, 난포 반응이 지난 번과 달랐는지를 되돌아본다. 이 '복기하는 힘'이 다음 전략을 만든다. 반복이 직감을 만들고, 직감은 결국 정밀함으로 이어진다. 빠른 판단이란 무성의함이 아니라, 고도로 훈련된 판단력의 압축이다.

그렇다고 해서 이들의 진료를 무조건 신뢰하라는 말은 아니다. 진짜 실력은 '정확하게 보는 눈'과 '충분히 설명하는 태도'가 함께 있을 때 완성된다. 판단은 빠르되, 그 판단을 환자가 납득할 수 있도록 풀어주는 능력을 가진 그 사람이 초음파 진료의 진짜 달인이다.

진료 시간이 짧아도 진단은 깊고 정확한 의사, 화면 앞에서 흔들림 없이 결정하고 간결하지만 신뢰를 낳는 설명을 곁들이는 사람. 만약 오늘 당신이 만난 의사가 그런 사람이라면 이미 절반은 성공적인 진료를 받은 것이다. 신뢰는 말의 길이가 아니라 판단의 깊이에서 비롯된다.

초음파 해석이
방향을 결정한다

난임 진료에서 초음파는 선택이 아니라 필수다. 월경 시작일부터 배란 직전, 배아이식 직후까지 치료의 거의 모든 단계에서 초음파가 사용된다. 이 장비 없이는 타이밍도, 전략도 설계할 수 없다. 그러나 많은 환자들은 초음파가 무엇을 보여주는 도구인지 모른 채 화면만 바라본다. 초음파는 분명 난소와 자궁을 들여다보는 창이지만, 그 창에 무엇이 비치느냐는 전적으로 의사의 눈과 해석력에 달려 있다.

우선 난소를 보자. 초음파는 난포의 수와 크기, 배란 여부를 확인하는 데 가장 기본적으로 쓰인다. 특히 월경 2~3일째 시행하는 질식초음파에서는 기초 난포 수(AFC)를 확인할 수 있는데,

이 수치가 많을수록 일반적으로 난소 예비력이 높다고 본다. 과배란 유도 후에는 자란 난포의 크기와 개수를 바탕으로 채취 시점을 판단하게 된다. 그러나 단순히 난포가 많고 크다고 해서 질 좋은 난자가 나오는 것은 아니다. 초음파는 난포의 모양과 크기를 보여줄 수는 있지만, 그 안에 들어있는 난자의 질까지는 보여주지 못한다. 결국 초음파는 형태를 비추는 도구이지, 본질까지 들여다보는 장비는 아니다. 이 한계는 반드시 인식하고 있어야 한다.

난포가 18mm 이상 자랐다고 해도, 실제 채취 시에는 미성숙 난자가 나오는 경우도 적지 않다. 초음파는 또한 난소에 혹이 있을 때 낭종인지, 물혹인지, 기능성인지 여부를 판단하는 데 도움을 준다. 다낭성 난소 증후군 역시 작고 많은 난포들이 둥글게 배열된 모양이 진단의 실마리가 되지만, 결정적 판단은 반드시 호르몬 수치와 병행해야 한다. 초음파만으로 모든 것을 알 수는 없지만, 초음파 없이는 치료의 흐름을 읽을 수 없다.

자궁은 초음파에서 훨씬 더 정밀하게 관찰된다. 자궁내막의 두께, 패턴 등을 확인할 수 있으며 이는 착상 가능성과 직결된다. 내막이 지나치게 얇거나 선근증처럼 자궁근층이 불규칙한 경우, 유착이 의심되는 상황에서는 병변의 범위와 위치를 추적하는 데 초음파가 추측 역할을 한다. 특히 배아이식 직전, 내막이 삼선 패턴(triple line)으로 잘 정리되어 있는지, 두께가 7~8mm 이상인지 여부는 착상 조건으로 매우 중요하다. 자궁의 기형이나 유착 여부도 기본 초음파에서 확인이 가능하지만, 그 정확도는 의사의 숙련도에 따라 달라진다.

또한 초음파는 자궁의 방향까지 읽어낸다. 자궁이 앞으로 꺾인 전굴형인지, 뒤로 휘어진 후굴형인지, 좌우로 비틀린 형태인지에 따라 배아이식 시 이식관의 진입 경로가 달라지기 때문이다. 자궁의 기울기를 무시한 채 기계적으로 이식관을 넣을 경우, 자궁내막에 손상을 입히거나 미세한 출혈을 유발해 착상에 불리한 환경을 만들 수 있다. 결국 이처럼 미묘한 해부학적 차이 하나하나를 정확히 읽고 반영하는 '눈'이, 시술의 완성도를 결정짓는다.

중요한 것은 이 모든 정보가 단순히 화면 위에 놓여 있다는 사실이 아니다. 초음파는 보여주는 기계일 뿐이며, 그 화면을 어떻게 읽고 해석하고 설명하느냐는 전적으로 사람, 곧 의사의 몫이다. 동일한 장면을 두고도 어떤 의사는 "이번 주기는 괜찮습니다"라고 말하고, 또 다른 의사는 "이식은 미루는 게 좋겠습니다"라고 말한다. 기계는 같아도 진료는 다르다. 초음파는 단순한 수치와 이미지가 아니라, 환자의 시간과 기회를 조율하는 지도이며 모든 결정의 기준점이다.

그래서 초음파는 검사 장비가 아니라 진료의 언어다. 난임 치료에서 초음파는 방향이고 기준이며 최종 결정을 위한 근거다. 진짜 중요한 건 의사가 그 초음파를 얼마나 정확하게 해석하고, 환자에게 얼마나 충분히 설명하는가다. 설명이 없이 "괜찮아요"라는 말만 반복한다면, 그것은 진료가 아니라 화면 없는 벽을 바라보는 것과 다르지 않다.

초음파는 기계 아닌 감각, 배란일 예측의 본질

배란일은 임신 시도의 핵심이자, 난임 치료의 중심축이다. 언제 배란이 일어나는지를 정확히 아는 것만으로도 자연임신의 확률은 높아지고, IVF에서는 난자채취와 배아이식 시점을 결정하는 기준점이 된다. 그래서 많은 이들이 묻는다. "초음파로 배란일을 정확히 알 수 있나요?"라고. 이에 대한 대답은 이렇다. 초음파는 배란을 추적할 수 있는 가장 유용한 도구지만, 완벽한 예언자는 아니다.

초음파를 활용한 배란일 예측은 과학적이고 정교한 방식에 기반을 둔다. 배란이 가까워지면 난소 안의 난포는 점차 커지며, 평균 18~20mm에 도달하면 성숙한 난자로 간주한다. 의사는 이 난포의 크기뿐 아니라 벽이 얇아지는 형태 변화, 내부 액체의 움직임, 자궁경부 점액의 상태, 자궁내막의 패턴 등을 종합적으로 읽어내며 "이틀 안에 배란이 일어날 것 같습니다"와 같은 판단을 내린다. 말하자면, 초음파는 몸의 생물학적 리듬을 영상 언어로 해석하는 기술이다.

하지만 여기에는 한 가지 전제가 있다. 지금 보고 있는 이 화면이 실제 몸의 흐름을 제대로 반영하고 있어야 한다는 점이다. 인체는 항상 정직하지 않다. 전날 밤 수면이 부족했거나, 스트레스를 심하게 받았거나, 갑작스러운 호르몬 변동이 있었다면, 배란은 지연되거나 예상보다 일찍 터져버릴 수도 있다. 초음파는 현재 상태를 비춰줄 수는 있어도, 미래의 사건을 100% 예측하진 못한다.

특히 배란 직전에는 초음파로도 확인되지 않는 '보이지 않는 시간대'가 존재한다. 난포가 20mm였는데 12시간 뒤에 사라졌다면, 이미 배란이 끝난 것이다. "배란이 임박했으니 내일 관계를 가지세요"라는 조언이 무의미해지는 순간이다. 그 시점에 이미 배란이 터졌다면, 기회는 지나간 셈이다. 그렇기에 초음파만으로 배란일을 정밀하게 예측하려면 언제나 약간의 여유와 반복 추적이 필요하다.

그럼에도 숙련된 의사는 그 미세한 시간을 감지한다. 난포 벽이 미세하게 주름지고, 타원형으로 모양이 바뀌는 흐름, 자궁내막의 패턴 변화까지 읽어내며 "오늘 저녁쯤 배란이 일어날 것 같아요"라고 말한다. 이는 단순히 숫자를 읽는 기술이 아니라, 수천 건의 임상 경험을 통해 쌓인 직감적 판단이다. 초음파가 정확하냐는 질문의 답은 결국 '그 초음파를 누가 해석하느냐'로 귀결된다.

배란일 예측은 단순한 날짜 계산이 아니다. 이는 전체 생식 리듬을 조율하는 작업에 가깝다. 자궁내막이 두꺼워지는 속도, 황체호르몬의 변화, 착상을 위한 자궁 준비 상태까지 고려해야 한다. 배란일을 맞춘다고 임신이 되는 게 아니라, 그 배란이 내막 상태와 시의적으로 맞물려야 비로소 착상이 원활해진다. 그래서 진짜 실력 있는 의사는 초음파 수치만 보지 않는다. 그 안에서 시간의 흐름과 몸의 리듬을 함께 읽는다.

초음파를 통한 배란일 추적은 분명 신뢰할 만하다. 그러나 그것 하나만으로 모든 판단을 단정해서는 안 된다. 정확도는 높지만 절대치는 아니며, 여전히 해석자의 시선이 관건이다. 초음파는 몸이 들려주는 언어이고, 그 언어를 얼마나 잘 해석하는지가 배란 예측의 본질이다. 배란일을 정확히 짚어내는 의사는 단순한 기술자가 아니라, 생식 주기의 리듬을 읽는 관찰자다. 화면을 읽기보다 흐름을 기억하고, 수치를 따지기보다 미묘한 변화를 감지한다.

그런 사람이 있는 병원이 당신의 배란일을 가장 잘 맞춰줄 수 있는 곳이다.

마지막으로 기억해야 할 것이 있다. 배란을 파악하기 위한 질식 초음파 검사는 단순히 난포의 크기만 재는 검사가 아니다. 배란의 시점은 물론, 자궁내막의 상태, 난포가 보여주는 생리학적 특징까지 종합적으로 해석해야 한다. 따라서 단순한 측정보다 더 중요한 것은 '임신을 목적으로 한 해석'이며, 그 해석은 난임 전문 의사일수록 정교하고 신뢰도가 높다.

2. 난임의사의 눈, 초음파의 세계

초음파는 모두에게 같지 않다, 해석의 차이가 성공률을 만든다

 같은 환자, 같은 초음파인데도 한 의사는 "문제 없습니다"라고 말하고, 다른 의사는 "조금 더 지켜보죠"라고 판단한다. 똑같이 보이는 화면인데, 왜 이렇게 말이 다를까. 그 이유는 단순하다. 초음파를 읽는 눈은 기계에 달려 있지 않고, 의사의 경험과 통찰에 달려 있기 때문이다.

 초음파는 난임 진료의 중심 도구다. 배란일 계산, 난포의 성장 속도, 자궁내막의 두께와 패턴, 그리고 배아이식의 정확한 타이밍까지 모든 판단이 이 한 화면 위에서 시작된다. 하지만 초음파는 자동 판독기처럼 결과를 내어주는 기계가 아니다. 수치는 자동으로 표시되지만, 그 수치를 해석하고 의미를 붙이는 작업은 오롯이 의사의 몫이다.

예를 들어 난포 크기를 보면서 난자채취 날짜를 잡는 의사가 있는가 하면, 환자의 생리 리듬과 호르몬 반응 속도, 내막의 성숙도를 함께 고려해 하루를 더 지켜보는 의사도 있다. 해석의 맥락이 다르고, 치료 전략도 달라진다. 결국 같은 수치를 보고도 누가 어떻게 읽느냐에 따라 결과가 완전히 달라질 수 있다.

특히 반복 실패를 경험한 환자일수록, 초음파 해석은 더 섬세해져야 한다. 내막은 왜 계속 얇은지, 배란이 왜 자꾸 앞당겨지는지, 자궁의 방향이 바뀌진 않았는지 등. 어떤 의사는 그 미묘한 차이를 눈여겨보고 치료에 반영하지만, 또 다른 의사는 그 모든 것을 '정상' 범주 안에 묻어둔다. 같은 장면을 두고 한쪽은 "이식하면 되겠어요"라고 말하고, 다른 쪽은 "이번에는 이식할 수 없겠어요"라고 말할 수 있다. 이건 성향의 차이가 아니다. 임상 데이터와 경험이 축적된 사람만이 보여줄 수 있는, 숙련도의 차이다.

문제는 환자가 이 차이를 구분하기 어렵다는 데 있다. 진료실에서 환자 대부분은 초음파 화면을 몇 초 보고, "잘 자라고 있어요"라는 한 마디만 듣고 진료를 마친다. 구체적인 설명은 없다. 어떤 점이 잘 자라고 있다는 것인지, 어떤 요소는 유의가 필요한지, 이 주기의 변수는 무엇인지 아무 말도 듣지 못한다. 설명이 짧아지면 해석은 폐쇄적으로 바뀌고, 환자는 판단을 의사에게 전적으로 위임할 수밖에 없다. 결과적으로 진료는 일방적인 해석만 남고, 환자는 결과만 받아들이는 수동적 위치에 놓인다.

좋은 의사는 초음파를 단순한 이미지로 보지 않는다. 그 속에서 지난 주기의 흔적을 추적하고, 다음 주기의 가능성을 가늠한다. 내막이 몇 mm라고 기록하는 것으로 끝내지 않고, 사흘 전보다 얼마나 자랐는지, 모양이 어떻게 달라졌는지, 착상에 적합한 구조인지까지 읽어낸다. 그리고 그 내용을 환자와 공유한다. 이러한 설명 과정이 없다면, 진료는 치료가 아니라 하나의 보고서에 지나지 않는다.

초음파는 결국 '누가 읽느냐'를 보여주는 거울이다. 그 의사가 얼마나 많은 케이스를 누적해서 보고, 얼마나 다양한 실패를 겪으며 패턴을 내면화해왔는지가 해석의 깊이를 만든다. 기계는 누구에게나 같지만, 그 기계를 대하는 사람은 다르다. 그리고 그 다름이 IVF 성공률의 차이로 이어진다.

지금 진료 중인 의사는 초음파 앞에서 얼마나 신중한가? 어떤 기준으로 시기를 판단하고, 얼마나 충실히 설명을 곁들이는가? 이 모든 것이 진료의 품질을 말해주며 결국 결과로 이어진다. 같은 장비를 써도 해석하는 사람이 달라지면, 치료의 방향도 완전히 달라진다. 누구나 초음파를 볼 수는 있어도, 누구나 '읽을 수 있는' 것은 아니다. 그래서 중요한 건 장비가 아니라 그것을 해석하는 눈이다.

제3장

난임치료, 생명을 만든다

3. 난임치료, 생명을 만든다

IUI vs. IVF
의사의 말 속에 치료 철학이 숨어 있다

같은 조건, 같은 환자, 같은 몸인데도 어떤 의사는 "인공수정부터 해봅시다"라고 말하고, 어떤 의사는 "바로 시험관 시술로 가시죠"라고 말한다. 이렇게 두 병원을 다녀온 환자는 혼란스럽다. 누구 말이 맞는 걸까? 이것은 단순한 치료 순서의 문제가 아니라, 의사가 환자를 어떤 시선으로 바라보는지를 보여주는 신호다.

IUI를 먼저 권하는 의사는 대개 '원칙주의자'다. 이들은 몸의 자연 리듬을 우선 존중하고, 비침습적인 치료부터 차근차근 밟아가는 것을 중시한다. 나팔관이 막히지 않았고, 배란이 비교적 잘 되며, 정자의 활동성이 유지되는 조건이라면 이들은 IUI를 먼저 시도한다. 실패하면 실패한 대로 경험을 쌓고, 다음 단계로 넘어가는 것을 치료의 일부로 본다. 또한 순서(인공수정→시험관아기 시술)에도 맞다.

또 다른 경우, 이들은 '자연주의자'이기도 하다. 인체의 생물학적 필터, 즉 여성의 자궁경부·자궁·나팔관은 단순한 통로가 아니라 정교한 선별 시스템이라고 믿는다. 배양기술이 아무리 정교하게 발전했다 하더라도 체외 환경은 체내 조건을 100% 재현할 수 없다는 한계를 알고, 그 틈 사이에서 '자연 수정'의 가능성을 놓치지 않으려는 신중함이다.

반면, IVF를 바로 제안하는 의사는 '결과주의자'에 가깝다. 환자의 나이가 많거나, 이미 1년 이상 시도해본 경우, 또는 실패 경험이 있는 경우라면 이들은 효율성과 시간을 우선 고려한다. "인공수정은 성공률이 낮습니다. 한두 번 해도 안 되면 정자의 수정력을 의심해봐야 해요"라는 말은 틀리지 않다. 실제로 IUI의 성공률은 10~15% 수준이고, IVF는 경우에 따라 40%를 넘기도 한다. 이들은 비용보다 기회를, 자연성보다 확률을 먼저 보는 것이다.

결국 이 두 방식은 옳고 그름의 문제가 아니다. 치료의 순서가 아니라, 치료를 바라보는 철학의 차이이다. 원칙주의자는 시간을 견디는 사람이고, 결과주의자는 실패를 줄이는 사람이다. 그 차이는 단순한 성향이 아니라, 환자가 맞이할 치료 전반의 리듬을 바꾸는 핵심 변수다.

의사의 성격도 영향을 준다. 신중한 성향의 의사는 단계를 밟는다. 확신이 강한 의사는 단도직입적으로 결론을 낸다. 감정에 민감한 의사는 "혹시 모르니 인공수정부터 시도해보시죠"라며 환자에게 선택지를 주고, 감정의 소모를 줄이려는 의사는 처음부터 IVF를 권하며 실패를 예방한다. 즉 과학의 문제가 아니라, 감각과 전략, 그리고 진료 스타일의 문제라고 할 수 있다.

경험이 풍부하고 감이 뛰어난 한 베테랑 의사는 "IVF를 쉴 때 인공수정을 해 보자"며 위트있게 "내가 신기가 있는데, 왠지 임신할 것 같다"며 인공수정을 권해서 임신에 성공했노라고 필자에게 자랑을 했다.

아무튼 환자는 의사의 제안에 어떤 선택을 해야 할까. 가장 중요한 건 자신의 현재 상태와 목표를 명확히 아는 것이다. 시간이 충분하고, 천천히 몸의 리듬을 지켜보며 가고 싶다면 원칙주의 의사와 함께 단계적인 접근을 시도해도 좋다. 하지만 시간적 여유가 없고, 확률이 더 중요하며, 실패에 대한 체력적·정신적 여유가 부족하다면 IVF를 먼저 권하는 의사가 더 적합할 수 있다. 중요한 건 어느 쪽이 맞느냐가 아니라, 어느 쪽이 '나에게 맞느냐'다.

마지막으로 하나 더, 의사의 치료 전략에는 병원의 시스템과 수익 구조도 영향을 미친다. 시술 방법에 대한 추천 방식에는 보이지 않는 제안 의도와 배경이 존재할 수도 있다. 그렇기에 치료법만 듣고 결정하지 말고, 한 번쯤은 그 병원 시스템과 구조까지도 알아본 후에 결정하는 것도 방법이다.

결국 난임 치료는 '어떻게 하면 환자를 엄마로 만들 것이냐'의 문제라고 할 수 있다. 의사의 전략이 어떤 철학에서 비롯되었는지, 그 선택이 나의 상황과 잘 맞아떨어지는지를 고민하고, 진료실에서 '과정을 중시하는 사람'과 '결과를 먼저 보는 사람'을 구분할 수 있다면, 당신은 이미 절반은 선택한 셈이다. 단, IVF로만 임신이 가능한 경우라면 그 어떤 이유로든 IVF 시술이 최우선이다.

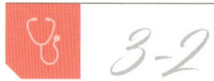

3. 난임치료, 생명을 만든다

IVF 성공의 절반은 의사의 손끝에 있다

IVF에서 가장 결정적인 순간은 난자채취이다. 수정은 난자 없이는 일어나지 않으며, 좋은 결과를 기대하려면 먼저 난자를 안전하고 정확하게, 손상 없이 채취해야 한다. 그리고 이 과정의 성패는 단순한 숫자가 아니라, 시술의 정밀도와 의사의 숙련도에 달려 있다. 환자들은 잘 모를 수 있지만, IVF를 오래 지켜본 사람들은 한 가지를 말한다. "난자채취는 의사마다 실력이 다르다"고.

같은 약을 쓰고, 같은 날 채취를 해도 결과는 다르다. 어떤 의사는 열 개 중 아홉 개가 성숙 난자로 나오고, 어떤 의사는 절반 이상이 미성숙이거나 손상된다. 그 이유는 간단하다. 난자채취는 초음파 영상만 보고 하는 기계적 조작이 아니라, 손끝의 감각으로 완성되는 시술이기 때문이다.

난자채취는 초음파로 난포 위치를 확인하며 바늘을 삽입해 난포액을 흡인하는 방식으로 이루어진다. 하지만 이 단순해 보이는 과정을 완벽하게 수행하기 위해서는 수많은 판단이 동시에 작동해야 한다. 난소가 골반 뒤쪽에 숨어 있거나 자궁이 기울어져 있는 경우, 바늘을 어떤 각도로 넣을지, 어느 정도 압력으로 흡인할지, 몇 초를 기다릴지를 결정하는 건 모두 의사의 경험에서 나온다.

이런 감각은 단지 기술의 문제가 아니다. 문화적 배경에서도 비롯된다. 한국인은 어릴 때부터 젓가락으로 깻잎을 떼고, 콩을 집고, 생선 살을 바르는 등 섬세한 손끝 감각을 훈련받는다. 이 손끝의 민감함은 실제 외과 수술에서도 강점이 되며, 난자채취처럼 좁고 미세한 영역을 다루는 시술에서 한국 의사들이 두각을 나타내는 이유 중 하나이기도 하다.

물론 젓가락질을 잘한다고 시술이 쉬운 건 아니다. 난자채취는 결국 의료 기술이며, 그 기술은 반복과 실패, 피드백을 통해 정교해진다. 수백, 수천 건의 시술을 경험한 의사는 초음파를 보기 전부터 난포 위치를 예감하고, 자궁의 구조를 손끝으로 기억하며,

시술 전 이미 결과를 떠올릴 수 있다. 이 감각은 기록에 남지 않지만, 결과에는 명확히 반영된다. 난자의 수, 성숙률, 수정률, 착상률, 모두 그 손끝에서 시작된다.

특히 난소기능이 현저히 떨어진 환자나 자궁 기형이 있는 환자에게는 이 감각이 더욱 중요하다. 경험이 부족한 의사는 난포를 놓치고, 바늘을 되돌리고, 난소에 미세 손상을 남기기도 한다. 반대로 숙련된 의사는 아주 까다로운 조건에서도 최대의 결과를 뽑아낸다. 이 차이가 IVF의 성패를 가른다.

그래서 환자가 반드시 확인해야 할 질문은 단 하나다. "난자채취를 누가 하나요?" 즉 그동안 초음파를 직접 봐왔으며 배란 흐름을 추적해오고, 자궁 구조를 손에 익힌 의사가 난자채취를 한다면 성공률은 확연히 달라진다.

난자채취는 단순한 기술이 아니다. 그것은 치료 전반을 정리하고, 시술의 가장 민감한 고비를 지나며, IVF라는 복잡한 과정의 절정을 형성하는 외과적 클라이맥스다. 그 손끝에 얼마나 많은 시간과 시행착오와 감각이 쌓여 있는지에 따라, IVF 절반의 성공이 그 자리에서 결정된다.

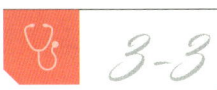

가장 짧지만,
가장 결정적인 순간
배아이식

　　　　　IVF에서 가장 마지막 단계인 배아이식. 겉으로 보기엔 무척 간단해 보인다. 마취도 필요 없고, 5분도 채 걸리지 않으며 통증도 거의 없다. 환자는 그저 배에 힘만 주지 않고 조용히 누워 있으면 끝나는 절차이다. 하지만 IVF의 세계를 오래 지켜본 이들은 이 장면에서 이렇게 말한다.

　"배아이식이 별거 없어 보여도, 의사의 실력이 가장 중요하게 작용하는 순간이에요."

　배아이식은 단순한 이식이 아니다. '수술처럼 보이지 않는 수술'이다. 아주 가느다란 이식관을 자궁경부를 지나 자궁내막의 최적 위치에 정확하게 안착시키는 고도의 미세 기술이다. 이 과정에는 자궁경부의 각도, 자궁의 기울기, 내막의 상태, 환자의 긴장도, 이식관의 재질과 곡률까지 모든 요소가 변수로 작용한다. 특히 중요한 것은 '그 미세한 거리와 각도를 얼마나 예민하게 읽어낼 수 있는가'이며, 그 능력은 오롯이 의사의 손끝에서 결정된다.

실제로 배아이식 방식은 의사마다 조금씩 다르다. 어떤 의사는 초음파를 보며 이식을 하고, 어떤 의사는 손의 감각만으로 진행한다. 어떤 의사는 자궁경부에 이식관을 얹듯 가볍게 넣는가 하면, 어떤 의사는 조금 밀어 넣는다. 손끝의 긴장감, 자궁 벽을 누르는 강도, 이식관을 꺼내는 타이밍까지 의사에 따라 모든 게 다르다. 환자는 이 미묘한 차이를 느끼지 못한다. 설명은 짧고 통증도 없어 모든 과정이 조용히 지나간다. 그러나 그 조용함 속에서 결과는 분명히 달라진다.

숙련된 의사는 단 1mm를 더 깊이 넣을지 말지를 판단한다. 내막이 기울어져 있으면 각도를 조절하고, 유착이 의심되는 부위는 피하며, 자궁이 후굴이면 이식관을 반대로 회전시켜 진입한다. 이 모든 판단은 영상이나 매뉴얼이 아닌, 손의 기억과 직관으로 이루어진다. 남는 것은 없지만, 결과로 증명된다. 착상률은 결국 이 미세한 손끝의 기술에서 갈린다.

배아이식 테크닉이 더욱 중요한 이유는 자극 때문이다. 카테터가 내막을 긁거나 경부 통과가 매끄럽지 않아 미세 출혈이 생기면, 자궁이 수축하고 착상 환경이 불리해질 수 있다. 이때 실패의 원인은 배아가 아닌 이식 그 자체일 수 있다. 그러나 대개, 이런 실패는 '설명되지 않는 실패'로 남는다.

환자 입장에선 알기 어렵다. 난자채취는 마취와 통증이 있고, 과정이 복잡해 '무언가 했다'는 인상이 남지만, 이식은 너무 조용하다. 통증도 없고 눈에 보이는 것도 없어, 모든 걸 맡길 수밖에 없다. 그래서 이 시점에서 가장 중요한 질문 역시 "누가 이식을 하는가"이다. 배아이식은 시스템이 해줄 수 없는 일이다. 단 한 사람의 손끝에서 전부가 결정되는, 3분짜리 초정밀 작업이다.

배아 등급이 좋고, 내막 상태가 훌륭하며, 타이밍까지 정확했는데도 실패했다면, 이제는 이식 테크닉을 의심해야 할 때다. 실력이 좋은 의사는 배아를 자궁 안에 '올려놓는' 것이 아니라, '정확하게 안착시킨다'. 그 미세한 차이가 성공과 실패의 분기점이 된다.

IVF는 교과서로만 완성되는 의술이 아니다. 같은 배란유도제, 같은 시술이라 해도, 하루 차이로 결과가 갈린다. 실력은 실패를 거듭하며 길러지는 직관이고, 수천 명의 환자 곁에서 축적된 손끝의 데이터다. 성공을 설명하는 의사는 많지만, 실패를 분석할 줄

아는 의사는 드물다. IVF의 진짜 실력은 수치보다 흐름을 읽는 눈에서, 계획보다 상황을 바꾸는 손끝에서 비롯된다. 그리고 그 감각은 오직 시간과 반복만이 길러낼 수 있다.

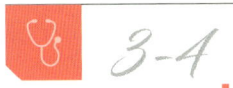

3. 난임치료, 생명을 만든다

난임의사는 매일 성적표를 받는다

오후 다섯 시쯤이면 진료실 문이 조용히 열린다. 간호사가 A4 용지를 들고 다가와 말한다.

"오늘 피검 환자가 총 열 분이었고요, 세 분 임신 반응 나왔습니다."

의사는 고개를 끄덕이며 결과표를 내려다본다. 그날 하루의 진료가 고작 열 개의 숫자로 정리되는 순간이다.

"hCG 수치, 성공 3명, 실패 7명."

표엔 환자 이름 옆에 수치 하나씩만 적혀 있다. '0.7, 3.2, 147, 11.4, 0.5, 263'. 감정을 담지 않은 숫자들이지만, 의사의 머릿속에서는 즉시 복기가 시작된다. '이 환자는 배아 상태가 나쁘지 않았는데', '내막은 충분했지만, 다른 문제가 있었나?' 등, 하나의 숫자가 환자의 지난 한 달과, 의사의 전략 전부를 단숨에 호출한다.

임신 여부 하나로 진료의 성패가 갈리는 과는 많지 않다. 내과는 수치를 조절하고, 정형외과는 회복의 속도를 지켜보며, 정신과는 관계의 변화를 추적한다. 하지만 난임 진료는 다르다. hCG 수치가 오르면 성공이고, 떨어지면 실패다. 중간은 없다. 그리고 이 냉정한 판단은 하루에도 수 차례 반복된다.

그렇기에 난임의사의 하루 끝은 고요한 복기의 시간이다. 말은 없지만, 시선은 수치를 따라가며 진료의 흐름을 다시 떠올린다. 같은 전략을 쓴 두 명 중 한 명은 성공했고, 다른 한 명은 실패했다면, 차이는 어디에 있었을까? 진료는 반복되지만, 실패는 늘 새롭게 다가온다. 그 새로움은 다시 다음 주기의 전략이 된다. 어떤 의사는 운전해 어딘가로 가던 중 검사 결과 전화를 받고 너무 흥분한 나머지 차를 갓길에 세워놓고 심호흡을 했다고 한다.

환자의 입장에서는 의사가 무심해 보일 수 있다. 피검 결과를 듣고 눈시울이 붉어진 환자에게, 의사는 짧게 "괜찮습니다. 다음엔 꼭 됩니다"라고 말한다. 하지만 그 말 한 줄 뒤에는, 간호사가 건넨 수치 하나를 몇 번이고 되짚은 침묵의 시간이 숨어 있다. 감정을 드러내지 않는다고 해서, 감정이 없는 건 아니다.

이 장면은 매일같이 반복된다. 난임의사에게 피검 결과란 단순한 숫자가 아니라, 그날 진료의 최종 결론이자 다음 계획의 출발점이다. '실패 7건, 성공 3건'이라는 기록은, 그날 하루에 일곱 명의 실패와 함께 의사도 조금씩 무너졌다는 뜻이기도 하다. 그러나 내일이 있으므로 다시 일어난다. 다시 내막을 보고, 다시 배란을 예측하며, 다시 희망을 짠다. 의사는 결과로 일하고, 실패로 성숙한다.

절친한 지인의 말이 문득 떠오른다. "O원장은 피검 결과에 너무 예민해요. 밥맛도 없다고 하고, 방에 틀어박혀 논문만 뒤져봐요. 환자가 많이 임신한 날은 들떠서 했던 말 또 하고 또 하고, 귀찮을 정도예요. 정말 그 사람은 IVF가 전부인 것 같아요."

이것이 난임의사의 진짜 하루다. 진료는 짧고, 숫자는 단순하지만, 그 안에 쌓이는 감정은 깊고 오래간다. 감정을 견디고, 실패를 기억하며, 다시 내일을 준비하는 사람. 그가 오늘 당신의 결과를 조용히 들여다보고 있었다면, 그 진료는 숫자만으로 끝나지 않았다는 뜻이다.

나와 맞는 난임의사 찾기

난임의사의 시술 건수와
시술 연차의 의미

시험관아기 시술을 앞두고 있는 적어도 고난도 난임 여성이라면 사실 가장 먼저 질문을 던져야 할 것이 있다.

"선생님은 저와 같은 케이스를 얼마나 경험하셨나요?"

"또 난자채취랑 배아이식을 얼마나 많이 해보셨나요?"

이 질문은 단순한 호기심이 아니라, 치료 전략의 방향을 결정 짓는 출발점이다. 왜냐 하면 난임의사의 실력은 결국 시술 연차와 누적 건수, 이 두 숫자로 요약되기 때문이다. 특히 여러 가지 복합 문제를 안고 있는 고난도 난임 케이스라면 의사의 경험은 매우 중요하다.

IVF 시술 자체는 그리 복잡하지 않다. 난자를 채취하고, 정자와 수정시켜 배아를 이식하는 과정은 기술적으로 명확하고 절차도 정형화돼 있다. 산부인과 전문의라면 몇 달만 훈련받아도 손에 익힐 수 있는 프로세스다. 그래서 언뜻 보기엔, IVF는 누구나 할 수 있는 쉬운 기술처럼 보인다.

하지만 진짜 어려운 건, 그 기술을 '언제', '어떻게', '누구에게' 적용할지를 결정하는 판단이다. 똑같은 과배란 주사를 처방해도 나이에 따라 용량이 달라지고, 어떤 방법으로 주사를 처방할지가 환자에 따라 전략이 달라진다. 난자채취 타이밍에 따라 난포의 컨디션이 달라지고, 배아이식 시점이 하루만 달라져도 착상률이 달라질 수 있다. 배아이식 기술은 누구나 익힐 수 있지만, 전략은 아무나 세울 수 없다. 결국 IVF의 성패는 시술의 '손'보다, 치료를 설계하는 '머리'에 달려 있다. 실패를 두려워하지 않되, 실패를 반복하지 않는 사람을 찾아야 한다. IVF는 쉬운 기술이자, 가장 어려운 의학이다.

그래서 한 의사가 IVF를 몇 년간 얼마나 꾸준히 해왔는지, 그리고 실제로 시술한 IVF 건수가 얼마나 되는지는 그 자체로 '실전 능력'을 말해준다고 할 수 있다. 숙련된 의사는 내막의 두께만 보는 게 아니라 내막의 흐름을 읽고, 난포의 크기만 보는 것이 아니라 그 주기의 난포 성장 리듬을 느낀다. 이식이 실패했을 때도 "운이 없었네요"라며 넘기지 않고, 지난 초음파 기록과 손끝의 기억을 되짚으며 이유를 분석한다. 이런 통찰력은 수많은 실패와 반복을 통과한 사람만이 가질 수 있다. 경험이 실력을 만들고, 반복이 감각을 만든다.

반면 시술 연차가 짧고 누적 건수가 적은 의사는 설명은 유창할지 몰라도, 반복 실패에 대한 전략 설계에는 흔들릴 수 있다. 이론은 확실히 알고 있지만 실전 감각은 부족하다. 실패한 환자에게 "괜찮습니다. 다음엔 잘될 거예요"라고 위로할 수는 있지만, 설명 없는 위로는 두 번째 실패부터는 공허해진다.

특히 중요한 건 '직접 시술한 건수'다. 메이저급 대형 병원에서 계획을 세우고, 직접 수천 건의 난자채취와 이식을 해본 의사라면 그 IVF는 의술을 넘어 예술에 가깝다. 손끝의 정교함과 판단력의 축적은 자연히 높은 수준의 진료로 이어진다. 환자가 병원을 선택할 때는 '그 병원이 몇 건 했는가'보다 '그 의사가 나와 같은 케이스를 얼마나 많이 경험해보았는가'를 물어봐야 한다. 연차와 누적 건수 없이 전략의 깊이와 감각을 기대하긴 어렵다. IVF는 반복에서 배우고, 감각에서 승부 나는 의학이다. 숫자는 그 의사가 어디까지 와 있는지를 보여주는 가장 객관적인 단서다.

결국 IVF는 한 명의 의사가 설계하고, 결정하며, 직접 실행하는 치료다. 배양기술력의 도움 없이는 완성될 수 없는 초정밀 의료이지만, 그 전에 전략을 짜는 '사람'의 실력이 전제돼야 한다. 물론 임신의 성패는 난자와 정자, 배아의 질, 착상 환경이라는 환자의 몫에도 달려 있지만, 의사와 병원의 선택만으로도 출발부터 다른 게임이 시작될 수 있다는 사실을 잊어선 안 된다.

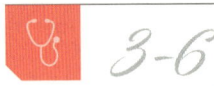

3-6 영양제 권하는 의사, 영양제 권하지 않는 의사

"코엔자임Q10은 드셔보셨어요?", "비타민D 수치가 너무 낮으면 안 됩니다."

진료 초반부터 영양제를 권하는 의사가 있다. 반면 어떤 의사는 조심스럽게 선을 긋는다.

"영양제로 임신되는 거 아닙니다. 너무 기대하지 마세요."

같은 증상, 같은 환자인데 전혀 다른 반응이다. 의사가 영양제를 대하는 태도는 단순한 취향이 아니라, 치료 철학과 과학 해석의 방식까지 보여주는 하나의 신호다.

영양제를 적극적으로 권하는 의사는 대개 몸 전체의 균형을 중요하게 본다. 호르몬 조절, 난소 기능, 착상 환경 등 모든 것이 세포 대사와 미세영양소 상태와 연결되어 있다고 보기 때문이다.

"좋은 난자를 만들려면 좋은 재료가 있어야죠."

이 말은 틀리지 않다. 실제로 코엔자임Q10, 미오이노시톨, 오메가3, 비타민D, NAC, 엽산, 셀레늄 등은 다수의 연구에서 산화스트레스를 줄이고, 세포 기능을 향상시키며, 난소 반응성을 개선할 가능성이 있다는 결과들이 있다. 특히 난소 기능이 떨어진 환자나 다낭성 난소 증후군 환자에게 일정한 효과를 보였다는 보고도 있다.

그러나 이 효과는 '가능성'이지 '보장'은 아니다. 바로 이 지점에서 영양제를 신중하게 대하는 의사의 입장이 나온다.

"무작위 대조군(RCT) 시험에서 확실히 입증된 게 없다", "영양제는 심리적 위안일 뿐이다."

과학적 근거가 아직 충분하지 않다는 것이다. 실제로 많은 영양제 연구는 표본 수가 작고, 변수 통제가 어렵고, 결과 차이도 미미하다. 즉, 좋아질 수는 있지만, 달라지지 않을 수도 있는 수준이라는 의미다. 이런 의사들은 약간의 기대보다 제대로 된 시술 타이밍과 전략 조정이 훨씬 더 중요하다고 본다.

이제 환자는 혼란스럽다. 어떤 병원에서는 영양제 목록을 프린트해서 건네주고, 복용법까지 세세히 설명하며 약국 제휴까지 안

내한다. 반면 다른 병원에서는 "굳이 안 드셔도 됩니다. 시간 낭비예요"라고 말한다. 어느 쪽이 맞는 걸까? 사실, 둘 다 틀리지 않았고, 둘 다 완전하지 않다.

영양제는 '치료제'가 아니다. 보조 수단일 뿐이다. 혈액검사에서 비타민D가 부족하다면 보충하는 것이 맞고, 난자의 질을 끌어올려야 하는 극난소기능저하 환자에게 코엔자임Q10을 몇 달 복용하게 해보는 것도 전략이 될 수 있다. 그러나 이 보조제가 IVF 결과를 근본적으로 바꿀 거라 믿어선 안 된다.

정리하자면, 영양제는 마이너스 상태를 0으로는 되돌릴 수 있지만, 0을 100으로 만드는 기적은 일으키지 못한다는 정도의 효과다.

그리고 한 가지 더, 영양제를 권하는 의사의 태도에는 환자와의 거리감을 좁히는 힘이 있다.

"선생님이 나를 챙긴다"는 인상은 심리적 안정감을 주고, 그 자체로 신뢰의 접점이 된다.

반대로 아무것도 권하지 않는 진료는 때때로 '무심하다'는 인상을 줄 수 있다. 이건 진료 효율과 정서적 신뢰 사이에서 생기는 간극이다. 결국 환자가 알아야 할 건 이것이다. 영양제는 필요할 수 있다. 하지만 반드시 필요한 것은 아니다. 의사가 권한다고 무조건 따라야 할 이유는 없고, 권하지 않는다고 해서 손해를 보는 것도 아니다. 중요한 건 그 권유에 설명이 따르는가, 내 상황에 왜 필요한지를 합리적으로 설명할 수 있는가다.

영양제를 말하는 의사의 말투, 말하지 않는 의사의 침묵, 그 둘 사이에서 판단을 내리는 건 언제나 환자의 몫이다. 그리고 그 판단은 '효능'이 아니라, '전체 치료 흐름 속에서 이 보조제가 합리적으로 자리 잡고 있는가'로 결정돼야 한다.

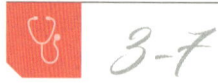

3. 난임치료, 생명을 만든다

의사의 고집일까, 의사만의 전략일까?

　　　　　　　IVF에는 표준 프로토콜이 존재한다. 그러나 실제 진료실에서는 그 표준이 환자 수만큼 다양하게 변주된다. 같은 조건의 환자라도 병원을 옮기면 약물 처방이 달라지고, 주사 시작일이 달라지며, 치료 순서 역시 달라지는 경우가 많다. 그 이유는 단순하다. 의사마다 선호하는 치료 방식이 다르기 때문이다.

　어떤 의사는 장기요법을 고집하고, 어떤 의사는 단기 길항제요법만을 사용하며, 또 어떤 의사는 자연주기 IVF를 자주 권한다. 이 선택은 환자의 몸 상태 때문만은 아니다. 의사의 경험과 철학, 치료 스타일에 따라 형성된 '선호'의 결과다.

　장기요법은 환자의 배란 시스템을 먼저 억제하고 인위적인 호르몬 조절로 모든 흐름을 통제하는 방식이다. 일정이 길고 약물 부담은 크지만, 변수보다는 예측 가능성을 중시하는 의사에게 잘 맞는다. 일정 조정이 가능한 직장 여성에게 선호되며, 치료 전 과정이 통제 가능한 방향으로 설계된다.

반면 단기 길항제요법은 본래의 생식 리듬에 호르몬을 덧입히는 방식이다. 치료 기간이 짧고 약물 부담도 적지만, 반응이 빠른 몸에는 더 섬세한 조정이 필요하다. 민첩하게 대응하는 것을 선호하는 의사들이 즐겨 쓴다.

자연주기 요법은 아예 자극제를 쓰지 않거나 최소한의 자극만으로 난자의 본래 리듬을 따라가는 방식이다. 난소 기능이 극도로 저하된 환자에게 적합하지만, 타이밍과 몸의 반응을 읽는 데 고도의 경험이 필요해 실패 위험도 높다. 이 방법은 경험 많은 의사에게만 유효한 전략이다.

그렇다면 왜 의사마다 방식이 다를까. 그 중심에는 하나의 단순한 진실이 있다. 의사의 고집은 경험에서 나온다. 수많은 시술을 통해 반복적으로 성공했던 방식은 자신감이 되고, 실패가 많았던 방식은 멀어지며, 그렇게 경험은 선택을 좁히고 신념을 만든다. 그리고 어느 순간부터, 그 신념은 환자의 상태와 무관하게 반복되는 전략으로 굳어진다.

이 고집은 때때로 신뢰가 된다. 수백 건의 사례 속에서 축적된 판단은 직감이 되고, 직감은 예측력이 된다. "이 환자, 단기(길항제)로 하면 반응 빠를 거예요", "이 분은 장기로 안정적으로 컨트롤해야겠네요." 말은 간단하지만, 그 안엔 수많은 패턴과 통계, 손끝의 기억이 숨어 있다. 그러나 문제는 언제나 하나다. 그 고집이 지금 이 환자에게도 적절한가이다.

경험이 만든 고집은 강력하지만, 때로는 위험하다. 지금 이 환자에게 가장 적합한 방식이 아니라, 내가 가장 잘하는 방식을 반복하는 순간, 그 고집은 전략이 아니라 제한이 된다.

그래서 중요한 건 환자가 질문할 수 있는 용기를 갖는 일이다. "이 방법이 제 몸에 가장 맞는 건가요, 아니면 선생님께 가장 익숙한 방식인가요?" 이 질문에 당황하지 않고 설명할 수 있는 의사라면, 그 고집은 신뢰해도 된다. 반대로, 이유 없는 반복과 다른 옵션에 대한 언급이 없다면, 그건 신념이 아니라 관성일 수 있다.

IVF는 호르몬제만으로 결정되는 치료가 아니다. 같은 자극제를 쓰더라도 언제 시작하고 언제 끊고, 어느 날에 이식할지를 정하는 건 의사의 손끝에서 나오는 감각이다. 타이밍, 전략, 리듬, 모든 요소가 맞물릴 때 결과는 달라진다. 그 손끝에 있는 것이 경험인지, 고집인지, 전략인지. 그것을 구분해내는 건 환자의 몫이다.

결국 IVF에서 좋은 치료란 '정답'이 아니라, '적합한 설계'다. 의사의 선호는 이해하되, 그 선호가 나의 생식 리듬 위에 얼마나 잘 올라탈 수 있는지를 보는 것. IVF 성공의 절반은 거기서 시작된다.

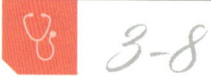

자연주기 vs. 과배란, 전략의 차이는 소신의 차이다

난소 기능이 저하된 여성이 IVF를 앞두고 두 곳의 난임병원을 방문했다. 한 병원에선 "난소도 힘들 테니 자연주의로 가봅시다"라고 권했고, 다른 병원에선 "좋은 난자를 얻으려면 과배란 주사를 맞아야 합니다"라고 단정했다. 같은 여성, 같은 몸, 전혀 다른 진단과 제안. 그 차이는 어디서 오는 걸까? 결론부터 말하자면, 그것은 의사의 치료 철학과 전략적 선호의 차이다.

자연주기 IVF는 여성의 배란 리듬을 그대로 따라가면서 호르몬 자극 없이 혹은 최소한의 자극만으로 난자 1개 또는 소수의 난자를 얻는 방식이다. 약물 부담이 거의 없고, 몸에 무리가 가지 않으며, 자연 배란에서 얻은 질 좋은 난자를 사용할 수 있다는 장점이 있다. 이 방식을 권하는 의사는 '몸이 아는 리듬'을 신뢰하는 쪽이다. 특히 약물 반응이 예민하거나, 계속되는 과배란 처방으로 인해 몸까지 지친 환자, 난소기능저하가 심한 환자에게 이 전략을 제안하는 경우가 많다.

반면, 어떤 의사는 자연주의 IVF를 거의 쓰지 않는다. 이들은 명확하게 말한다. "과배란을 하지 않으면 난포를 충분히 성숙시켜 낼 수 없습니다. 1개 난포로는 성공 확률이 너무 낮아요." 이 주장도 틀린 말은 아니다. 실제로 자연주기 IVF는 채취하는 난자 수가 적기 때문에 통계적으로는 성공까지 더 많은 반복이 필요할 수 있다. 이식할 배아를 선택할 여지가 줄어드는 만큼, 확률 중심으로 진료를 설계하는 의사들은 과배란을 우선시한다. 이들은 적어도 4~5개의 난포를 확보한 뒤, 수정과 배양을 거쳐 가장 유망한 배아를 선별하는 전략에 익숙하다.

그렇다면 왜 이렇게 다른 전략을 고수할까? 첫째는 의사의 임상 경험이 다르기 때문이다. 어떤 의사는 자연주기 IVF로 많은 성공을 경험했고, 어떤 의사는 과배란 전략으로 수치를 끌어올리는 데 더 익숙하다. 둘째는 의사의 목표가 다르기 때문이다. 몸의 부담을 최소화하며 천천히 가고자 하는 쪽과, 한 주기 안에 최대한의 확률을 뽑아내려는 쪽, 방향이 다르면 전략도 다를 수밖에 없다.

여기에 병원 시스템도 무시할 수 없는 변수다. 자연주기 IVF는 매일 정밀한 초음파 관찰과 섬세한 타이밍 조정이 필요하다. 바쁜 외래 일정이나 대형 시스템 안에서는 이 과정이 여간 번거로운 게 아니다. 반면, 과배란은 일정이 명확히 조율되어 있고, 채취 건수도 많아 병원 입장에서는 효율적이다. 따라서 자연주의 IVF를 권하는 의사는 보통 환자 한 명을 길게 보고, 유연하게 전략을 바꿀 수 있는 시스템 안에서 일할 가능성이 높다.

자연주기 IVF가 특별한 것도, 과배란 IVF가 무리가 되는 것도 아니다. 어떤 환자에게는 자연주기가, 어떤 환자에게는 과배란이 더 적합하다. 문제는 '내가 자연주기에 적합한가'보다 '지금 만난 의사가 이 전략을 고려할 수 있는 사람인가'라는 점이다. 어떤 병원에선 자연주기 IVF가 선택지에 올라오지도 않고, 어떤 병원에선 가장 먼저 제안되는 옵션이다. 그 차이가 치료의 방향을 바꾸고, 결국 결과를 바꾼다.

환자가 알아야 할 건 이것이다. 자연주기와 과배란 사이에서 정답을 찾으려 하기보다, 내 몸의 리듬을 이해하고, 그 리듬에 맞는 전략을 설명해줄 수 있는 사람을 찾는 일이다. IVF는 몸과 전략

사이의 조율이다. 그리고 그 조율의 바탕에는 언제나 의사의 철학과 선택의 이력이 자리한다.

내 몸이 자연적으로 선택한 단 하나의 난자가 찬란한 가능성을 품고 있을 수도 있다. 반대로, 스스로는 성숙하지 못했던 난자가 FSH 주사 한 방울로 완전히 다른 결과를 보여줄 수도 있다. 정답은 없다. IVF는 언제나 정답이 아니라 과정일 뿐이다.

3. 난임치료, 생명을 만든다

한국의 난임의사, 세계 어디에 내놔도 밀리지 않는 이유

한국의 난임의사들은 세계 어디에 내놓아도 밀리지 않는다. 손기술이 뛰어나고, 판단은 빠르며, 배양팀과의 협업도 유기적이다. 겉으로는 조용하고 신중해 보이지만, 실제로는 세계적인 기술과 숙련도를 겸비한 '실전형 전문가'들이 포진해 있다. 그리고 이 현상은 결코 우연이 아니다. 그 배경에는 한국만의 의료 시스템과 시술 환경이 만들어낸 압축적 성장의 토대가 있다.

가장 먼저 주목할 점은 의료보험제도다. 한국은 난임 치료에 건강보험이 적용되는 몇 안 되는 국가다. 이 말은 곧, 시술의 문턱이 낮고 접근성이 좋다는 뜻이다. 미국이나 일본, 유럽처럼 한 번의 시술에 수천만 원이 드는 구조가 아니며 많은 여성이 비교적 빠르게 병원을 찾고, 실제로 치료까지 이어지는 비율이 높다.

이 구조는 병원만 바쁘게 만든 것이 아니다. 의사에게는 압도적인 실전 기회가 주어졌다. 한국의 IVF 의사는 1년에 수백 건, 많게는 수천 건의 난자채취와 배아이식을 경험한다. 짧은 시간 안에 다양한 케이스를 반복해 접하면서, 한 명의 의사가 쌓는 임상 경험치가 기하급수적으로 올라가는 것이다. 전 세계 어디를 둘러봐도 이렇게 밀도 높은 시술 환경은 드물다.

결국 의사의 실력은 훈련과 시행착오의 밀도로 결정된다. 한국의 난임의사들은 누구보다 빠르게 이 '경험 곡선'을 돌파한 집단이다. 여기에 더해, 한국 환자들은 비교적 젊고 적극적이다. 반응이 빠르고, 경과에 민감하며, 실패에 대한 피드백도 즉각적이다. 이 역동적인 진료 현장은 의사로 하여금 빠르게 판단하고 전략을 수정하는 실전 능력을 끊임없이 갈고닦게 만든다.

하루에도 수십 명의 난포 성장 패턴을 비교하고, 여러 환자의 자궁내막 상태를 확인하는 의사는 점점 숫자를 넘어서 '직감'으로 판단하는 수준에 도달하게 된다. 배란 주기, 호르몬 반응, 착상 타이밍에 대한 감각이 손끝에 각인된다. 그 판단은 데이터가 아니라 경험에 기반한 '감각의 의학'으로 진화한다.

그리고 빼놓을 수 없는 또 하나의 강점이 있다. 바로 한국인의 손기술이다. 젓가락 문화 속에서 자라며 익힌 미세한 손끝 감각, 빠른 판단과 반복에 익숙한 훈련 환경은 난자채취나 배아이식처럼 고도의 정밀도를 요하는 시술에서 놀라운 성과로 이어진다. 여기에 배양팀과의 협업은 마치 한 팀처럼 유기적으로 움직인다. 시술 당일 빠르고 매끄럽게 이루어지는 팀워크는 작은 공간 안에서 정밀하게 조율되는 '한국형 IVF 시스템'의 진면목이다.

세계 여러 나라에서 IVF는 아직도 일부 고소득층만 접근할 수 있는 고급 의료다. 하지만 한국에서는 이미 많은 부부가 비교적 자유롭게 접근할 수 있는 보편적 의료가 됐다. 그 과정 속에서 의사들은 세계에서 가장 빠른 속도로 실전을 경험했고, 그 경험이 실력이 되었다.

결국 한국의 난임의사들이 세계적 수준이라는 말은 단순한 자부심이 아니다. 보험제도, 환자의 특성, 빠른 치료 문화, 높은 시술 빈도, 그리고 손끝의 정밀함까지, 모든 요소가 유기적으로 작동해 만들어낸 복합적 결과다. 지금의 역량은 축적된 기회에서 비롯되었고, 그 기회는 구조에서 나왔다. 한국 난임 의료의 저력은 그렇게 만들어졌다.

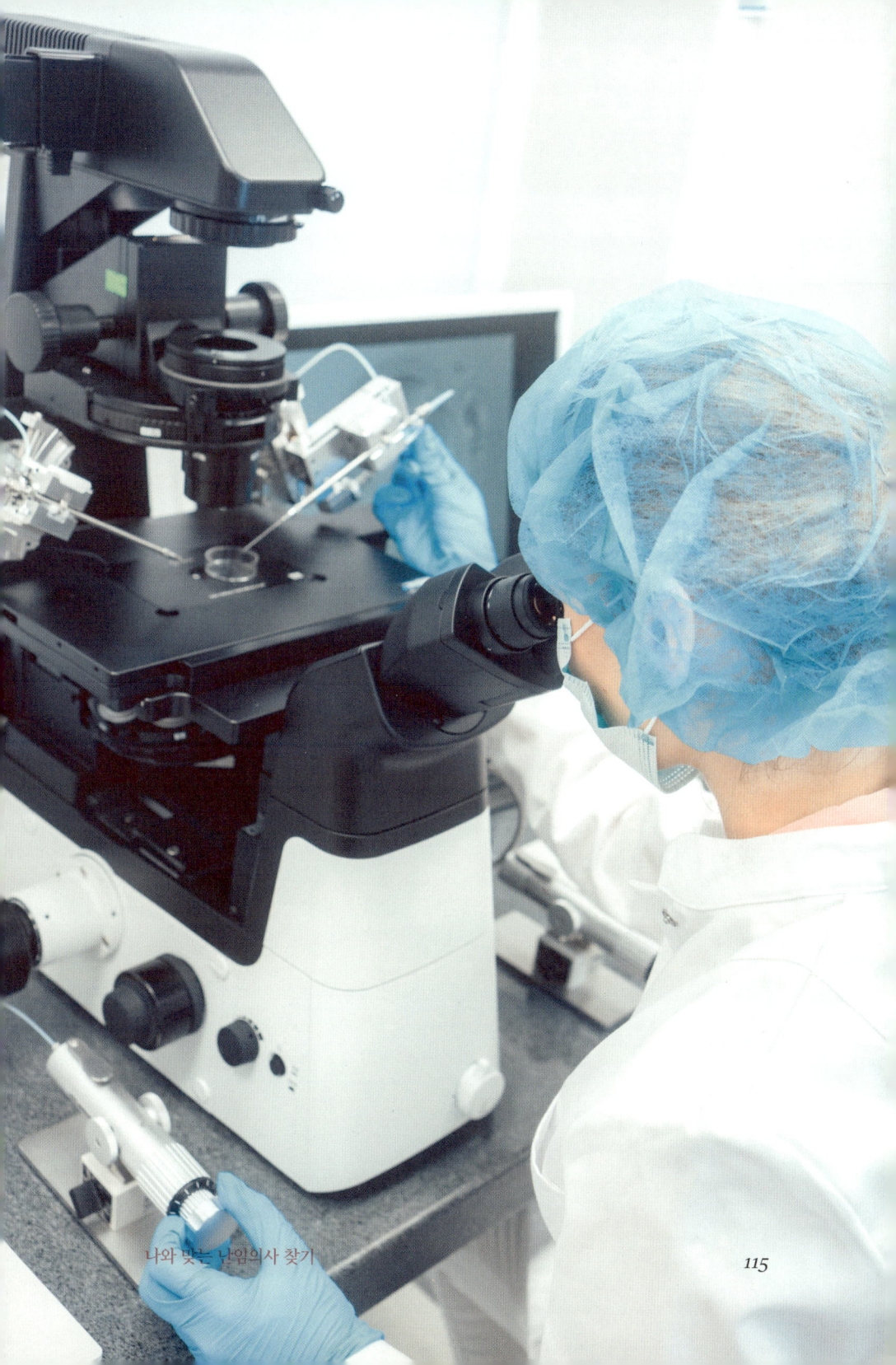

나와 맞는 난임의사 찾기

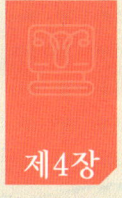

제4장

임신 방해요인과 생식기 질환

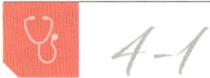

같은 수치, 다른 판단
자궁과 난소는 보는 방식에 따라
다르게 말한다

난임의사마다 자궁과 난소를 바라보는 관점 자체가 다르다. 기능 중심으로 해석하는 의사는 자궁내막의 두께, 삼선 패턴 여부, 혈류 분포 등 수치를 기준 삼아 판단한다. 이들에게 자궁은 수치화가 가능한 장기이므로, 기준에 맞으면 진행, 미달이면 연기하는 구조적인 대상이다.

반면, 자궁을 착상 환경으로 해석하는 의사는 숫자보다 '느낌'을 본다. 내막의 퍼짐, 자궁벽의 탄성, 화면에 잡히지 않는 미세 출혈이나 긴장 상태까지 감각적으로 읽어낸다. 내막이 6mm여도 분위기가 좋으면 진행하고, 9~10mm라도 흐름이 껄끄러우면 일정을 조정한다. 이들에게 자궁은 수치로만 판단할 수 없는, 반응을 읽어야 하는 유기적 공간이다.

난소를 보는 시선도 비슷하게 나뉜다. 어떤 의사는 난포 개수와 평균 크기, AMH 수치와 AFC를 중심으로 자극 강도와 채취 시점을 결정한다. 반면, 어떤 의사는 난포의 성장 속도, 양측 난소의 반응 차이, 호르몬에 대한 예민도까지 고려한다. 같은 크기라도 성장 패턴이 불규칙하면 주사 용량을 조절하고, "이 난포는 커지고 있지만 성숙이 늦을 수 있어요"라고 조심스럽게 판단한다. 이런 세밀한 해석은 초음파 화면에 보이지 않지만, 실제 진료 전략을 결정짓는 핵심 요소가 된다.

특히 자궁 병변, 예컨대 자궁근종, 선근증, 내막 폴립 등을 해석할 때는 그 차이가 더 도드라진다. 자궁근종처럼 경계가 뚜렷한 병변은 비교적 진단이 쉬운 편이지만, 선근증이나 내막증식증처럼 경계가 흐릿하고 모양이 애매한 병변은 진단이 훨씬 까다롭다. 자궁근층이 비대칭적으로 두꺼워져 있거나, 점처럼 작은 음영이 드문드문 나타나는 경우, 정답은 영상 속에 있지 않고 그것을 얼마나 풍부하게 해석할 수 있느냐에 달려 있다.

더 중요한 건 초음파라는 검사 자체가 X-ray나 CT처럼 기계가 '정해진 방식으로 찍어주는' 기술이 아니라는 점이다. 의사의 손 위치, 압력, 탐촉자의 기울기, 관찰 방향에 따라 영상은 전혀 다른 결과를 보여줄 수 있다. 즉, '의사마다 영상이 다르게 보인다'는 건 단순한 해석의 차이만이 아니라, 애초에 영상 자체가 다르게 만들어졌을 가능성도 있다는 뜻이다.

이런 차이는 결국 치료 전략으로 이어진다. 한 의사는 "내막이 기준 이상이니 바로 이식합시다"라고 말하고, 다른 의사는 "내막도 호르몬 분비가 불안하니까 배아를 동결하고 다음 주기를 기다리는 게 낫겠습니다"라고 말한다. 누구의 판단이 틀렸다고 단정할 수는 없다. 단지 무엇을 더 중요하게 보는가, 그 기준이 다를 뿐이다.

문제는 환자가 이 차이를 느끼기 어렵다는 데 있다. 화면은 같고, 숫자도 비슷한데, 진료는 전혀 다르게 흘러간다. 그래서 병원을 옮길 때마다 "전에 병원에선 아무 문제 없다던데, 여기선 수술이 필요하다고 하네요" 같은 말이 반복된다. 그 차이는 내 몸에 있는 게 아니라, 그 몸을 바라보는 시선에 있는 것이다.

자궁과 난소는 수치로 측정할 수 있는 기관이지만, 동시에 해석해야 할 공간이기도 하다. 수치를 기준으로 보는 의사는 '안전'을 중시하고, 흐름과 반응을 읽는 의사는 '가능성'을 설계한다. 어느 쪽이 옳다고 말하긴 어렵지만, 내 몸이 어느 해석과 더 조화를 이루는지, 어느 관점에서 설명을 들을 때 내가 더 납득이 가는지는 스스로 느낄 수 있다. 그리고 IVF의 전략은, 그 감각에서 시작된다.

4. 임신 방해요인과 생식기 질환

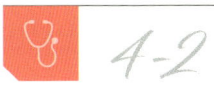

난임의사의
손을 떨게 하는
생식기 질환

진료실에선 언제나 익숙하고 능숙한 것처럼 보이지만, 의사도 결국 사람이다. 수천 건의 시술을 해온 베테랑 난임의사조차, 초음파 화면 앞에서 잠시 숨을 고르게 되는 순간이 있다. 손끝이 멈추고, 루틴처럼 적힌 계획표를 천천히 넘기며 전략을 다시 정리하는 그 시간. 그 앞에 놓인 건 대개 '쉬운 IVF'가 아니라, 구조적으로 까다로운 생식기 질환을 가진 환자다.

자궁내막유착이 광범위하게 퍼져 내막이 거의 보이지 않을 때, 한쪽 자궁각에만 공간이 남은 편형 자궁일 때, 사이즈가 큰 자궁근종, 자궁내막증식증, 선근증, 선근종, 난소가 복강 깊숙이 말려 있어 채취 각도가 나오지 않을 때, 자궁내막종이 너무 심할 경우,

중절 수술로 인해 자궁벽이 얇아져 있을 경우 등. 이럴 때 IVF는 단순한 시술이 아니다. 정밀조작이며, 때로는 '한 번의 시도에 모든 걸 걸어야 하는 어려운 숙제'가 된다.

이런 환자를 마주하면 의사는 가장 먼저 동선을 그린다. 채취용 바늘이 어느 방향으로 들어가야 하는지, 배아를 자궁내막 어디에 안착시켜야 하는지, 자궁이 얼마나 기울어져 있고, 자궁각은 어떻게 휘어져 있는지를 시술 전에 머릿속으로 시뮬레이션한다. 이때 의사는 '어떻게 들어갈까'보다 '어디서 멈춰야 할까'를 먼저 생각한다. 손끝이 잠시 떨리는 건 불안해서가 아니라, 조심스럽기 때문이다.

실제로 배아이식이나 난자채취가 시작되면 손끝은 더 느려진다. 바늘을 삽입할 각도 하나에도 몇 초를 고민하고, 이식용 카테터를 자궁경부에 밀어 넣는 속도도 평소보다 확연히 느려진다. 자궁강에 접근하는 내내 자궁벽을 자극하지 않기 위해 '딱 거기까지' 넣고 멈추는 순간, 진짜 노련한 손기술이 드러난다. 성공은 빠른 손에서 나오는 게 아니라, 멈출 줄 아는 손에서 나온다.

이런 환자에게 IVF는 단순한 치료가 아니다. 실패는 단순한 시도 실패가 아니라 조직 손상으로 이어질 수 있고, 그 자체로 다음 기회를 어렵게 만들 수 있다. 그래서 의사는 더 단단해지고, 더 느려지며, 더 자주 복기한다. 환자가 진료실에서 느끼지 못하더라도, 그 뒤에서 쏟아지는 집중과 책임감은 훨씬 더 묵직하다. 그리고 진짜 어려운 질환 앞에서만 보이는 그 손끝의 무게가, 진심을 말해 준다.

그렇다면 이제 이 질문을 던져야 한다. 생식기 기형이나 생식기 위치가 평균과 다른 구조를 가진 환자라면, 과연 누구에게 시술을 맡겨야 할까? 젊고 이론에 능한 의사일까, 아니면 수많은 변형을 손끝으로 경험해온 숙련된 의사일까? 외래 진료 때마다 의사가 직접 초음파를 보며 자궁 형태와 난소 위치, 내막의 패턴을 익혀온 사람이 시술에 들어가는 것과, 초음파를 직접 보지 않고 리포트로만 정보를 공유하는 시스템이라면 그 결과는 같을 수 있을까?

실제로 시술 당일 의사는 숨을 고른다. 가장 위험한 동선을 피해 가장 안전한 지점을 찾아 손끝을 정밀하게 움직이는 동안, 외래 진료 단계부터 환자의 몸을 직접 봐온 의사의 손과 시술 당일 처음 환자의 몸을 보는 의사의 차이는 명확해진다. 난임 시술은 섬세한 의학이다. 그러나 그 안에 있는 작은 성공들은 결국 손끝의 훈련과 기억, 그리고 조심스러운 멈춤에서 만들어진다.

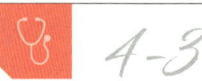

4. 임신 방해요인과 생식기 질환

4-3 수술이냐, IVF 진행이냐. 의사의 진료 철학

　　예를 들어서 질식초음파 검사에서 난관수종이 보였다고 하자. 어떤 의사는 "수술해서 제거하고 IVF를 시작하자"고 말하고, 또 어떤 의사는 "괜찮습니다. 그냥 시험관 시술로 진행하세요"라고 진단한다. 같은 몸, 같은 병변인데 왜 판단은 이렇게 다를까. 그 차이는 단순한 의견의 차이가 아니라, 임신이라는 결과를 바라보는 해석의 방식이 다르기 때문이다.

　수술을 권하는 의사는 임신을 방해할 수 있는 구조적 요인을 먼저 제거해야만 다음 단계로 넘어갈 수 있다고 믿는다. 자궁내막 폴립은 착상을 방해하고, 난관수종은 염증성 분비물이 자궁 안으로 역류해 배아 환경을 나쁘게 만들 수 있기 때문에, 이런 요소는 IVF 성공률을 떨어뜨리는 위험 요인으로 본다. 그래서 이들은 "먼저 정리하고 갑시다"라는 말을 자주 꺼낸다. 정리란 곧 수술이고, 수술은 성공 확률을 높이기 위한 전제 조건이다.

반면 수술을 말리는 의사도 있다. 그들은 시선을 달리한다. 수술은 회복에 시간이 걸리고, 자궁이나 난소에 미세한 손상을 남길 수 있으며, 특히 가임력이 떨어진 여성에게는 이 시간이 오히려 더 큰 손실로 작용할 수 있다고 본다. 그들에겐 수술이 '정리'가 아니라 '부담'이다. IVF는 어차피 난자를 복강에서 채취하고, 배아를 자궁에 직접 이식하는 방식이기 때문에 난관이 기능하지 않더라도 시술 자체는 가능하다. 이들에게 수술은 마지막 수단이다.

여기까지는 의학적 관점의 차이다. 그러나 유감스럽게도, 이 결정에는 병원 시스템과 경제적 구조도 영향을 미친다. 수술이 병원의 중요한 수익원이 되는 시스템이라면 판단은 쉽게 수술 쪽으로 기운다. 입원, 마취, 처치, 약물이 동반되는 수술은 수가가 높고, 병원 입장에선 수익성이 높다. 물론 모든 의사가 이윤 중심으로 진료하지는 않지만, 시스템 자체가 의사에게 미세한 방향을 제시할 수 있다는 점은 부정하기 어렵다. 반대로 수술 인프라가 부족하거나, 시술 중심의 시스템에선 "당장은 시도해보시죠"라는 말이 더 쉽게 나온다.

의사의 성향도 중요하다. 외과적 시술에 익숙한 난임의사는 "보이는 문제는 고쳐야 마음이 놓인다"는 입장을 갖는다. 반면 전략적 IVF에 더 익숙한 내과적 성향의 의사는 당장 가능한 시도부터 계산한다. 같은 난관수종을 두고도 어떤 의사는 그것을 '문제'로, 어떤 의사는 '변수'로 본다. 이건 단순한 스타일이 아니라, 임신을 바라보는 철학의 차이다.

그렇다면 환자는 어떻게 판단해야 할까. 반드시 던져야 할 질문이 있다.

"이 수술이 지금 꼭 필요한가요?"

"수술 없이 IVF를 진행했을 때 성공 가능성은 얼마나 되나요?"

그리고 가장 본질적인 질문, "이 수술 권유는 제 몸을 위한 건가요, 아니면 병원의 시스템에 더 잘 맞는 선택인가요?"

이 질문들 앞에서 의사의 설명이 명확하고 근거가 있다면, 신뢰해도 된다. 하지만 설명이 흐리거나, 선택지를 열어두지 않은 채 단정적으로 이야기한다면, 한 번쯤 다시 생각해볼 필요가 있다. 판단은 정보의 명료함에서 비롯된다.

임신을 방해하는 요인이 분명 존재하는 것은 사실이다. 그러나 그 요인을 무조건 제거하는 것이 항상 정답은 아니다. 어떤 병변은 관리만으로도 극복 가능하고, 어떤 병변은 손을 대는 순간 더 큰 손실로 이어질 수 있기 때문이다. 수술이 필요한 순간이 있는 것처럼, 전략이 더 중요한 순간도 존재한다.

결국 중요한 것은 '무엇이 정답인가'가 아니라, '지금 내 몸에 가장 적합한 선택이 무엇인가?'다. 그 선택이 제거인지, 보존인지, 정리가 필요한 시점인지, 유연한 조율이 필요한 시기인지는 오직 나와 내 몸을 정확히 이해하고 설명해줄 수 있는 사람과의 만남에서 결정된다.

4. 임신 방해요인과 생식기 질환

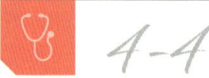

자궁 병변 앞에서 달라지는 IVF 전략의 맥락

진료실에서 자궁근종이나 선근증 같은 병변이 보이는 순간, 이야기는 복잡해진다. 어떤 의사는 "이건 제거하고 가야 합니다"라고 단호히 말하고, 다른 의사는 "당장은 건드리지 말고 임신부터 시도합시다"라고 조심스럽게 말린다. 이같은 차이는 단순한 스타일의 문제가 아니다. 그것은 '어떻게 하면 임신이 될 수 있을까'라는 질문에 대한 해석의 방식이 다르기 때문이다.

수술을 권하는 의사는 눈에 보이는 구조적 장애물을 제거해야 IVF의 기반이 다져진다고 믿는다. 자궁내막폴립은 착상을 방해하고, 점막하근종은 자궁강을 왜곡하며, 선근증은 내막의 생리적 환경을 악화시킬 수 있다는 근거 위에 판단을 내린다. 그래서 이들은 "제거하고 임신합시다"라는 말을 쉽게 꺼낸다. 실제로 적절한 수술은 착상률을 끌어올리고, 반복 실패의 흐름을 바꾸는 전환점이 되기도 한다. 이들에게 수술은 치료의 시작이 아니라, 임신을 위한 구조적 정리다.

반면 수술을 말리는 의사는 다른 위험을 본다. 수술은 불가역적인 선택이며, 회복에 시간이 걸릴 뿐 아니라 자궁벽의 약화나 난소기능 저하 같은 후유증을 남길 수 있다는 점에 더 주목한다. 특히 나이가 많거나 난소 기능이 극단적으로 저하된 환자라면, '시간' 자체가 자산이자 기회이기 때문에 "덜 건드리고 더 빨리 간다"는 전략을 택한다. 이들에게 중요한 건 완벽한 기반이 아니라, 지금 가능한 시도의 타이밍이다.

같은 병변을 두고 판단이 갈리는 이유는 결국 그것을 '핵심 문제'로 보느냐, 혹은 '조정 가능한 변수'로 보느냐의 차이에서 비롯된다. 수술을 권하는 의사는 병변이 임신을 가로막는 주요 장애물이라고 판단하고, 수술을 미루는 의사는 병변보다 나이, 난소 반응성, 반복 착상 실패의 흐름 같은 더 큰 요인을 중시한다. 치료의 우선순위가 다르면, 전략도 달라지는 것은 당연하다.

이런 갈림길에서 환자는 혼란스럽다. "이걸 반드시 제거해야 하나요?", "그냥 진행하면 실패하나요?" 같은 질문이 반복된다. 그러나 이건 '예/아니오'로 답할 수 있는 질문이 아니다. 중요한 건, 이 병변이 지금 내 몸의 임신 가능성에 얼마나 영향을 미치는가, 그리고 수술로 얻을 이득이 손실보다 확실히 클지를 전체 흐름 속에서 판단할 수 있느냐는 점이다. 그 설명이 충분히 제공된다면 수술은 납득이 되는 결정이 되고, 그렇지 않다면 단지 불안한 선택이 될 뿐이다.

수술은 단순히 제거의 기술이 아니다. 제거 이후의 회복과 전략까지 포함된 장기적 계획의 일부다. 그래서 어떤 의사는 신중하고, 어떤 의사는 과감하다. 둘 다 틀린 건 아니다. 다만 분명한 사실은, 임신이 목표라면 '시원하게 잘라내는 것'만이 능사는 아니라는 점이다.

여기서 의사의 전공 배경도 중요하다. 부인종양학 전공 의사는 혹 자체를 위험 요소로 보고 조기 제거를 선호하고, 산과 중심의 의사는 임신 중 출혈이나 조기진통 위험을 사전에 차단하려 한다. 반면 생식내분비학 전공 난임의사는 이 병변이 임신률에 실제로 얼마나 영향을 미치는지부터 따진다. 수술이 자궁 기능이나 난소 반응성을 떨어뜨릴 수 있다면 더욱 조심스럽다. 결국 누구는 병변 자체를, 누구는 임신의 경과를, 또 누구는 시간과 기능을 우선적으로 바라본다.

만약 다른 병원에서 다른 말을 들었다면, 그것은 서로 다른 맥락에서 나온 해석일 뿐이다. 중요한 건 지금 내 몸 상태와 임신의 목표, 그리고 그것에 가장 부합하는 전략이 무엇인지다. 내가 지금 임신을 반드시 해야 하는 상황이라면, 가장 먼저 고려할 것은 '병변 제거'보다 '가임력 보존'이어야 한다.

그런 중대한 결정을 앞두고 있다면, 수술 경험이 많은 의사만큼이나 난임과 생식기 구조에 익숙한 난임 전문의와도 충분히 상의하는 것이 무엇보다 중요하다. 임신을 원한다면 더더욱 그렇다. IVF는 단발성 치료가 아니라, 리듬과 전략의 조율이다. 그리고 그 조율에는 단순한 판단이 아닌, 철학이 담겨 있다.

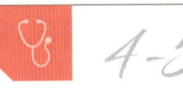

4. 임신 방해요인과 생식기 질환

왜 실패 후에야 검사할까요?
IVF 진료의 구조적 딜레마

시험관 시술을 받아본 여성이라면 한 번쯤 이런 생각을 해봤을 것이다. "도대체 왜 처음부터 원인을 제대로 파악하지 않고, 실패한 뒤에야 검사를 하나요?" 임신은 인생의 가장 민감한 사건 중 하나인데, 의료는 놀랍도록 느긋하고 반복적이다. 자궁내막 폴립이 의심되었는데 자궁경은 IVF를 해보고 실패한 후에야 '~해보자'고 권하고, 착상 실패가 반복되었을 때에야 ERA 검사를 권유받는다. 환자 입장에서는 이미 몸과 마음이 지친 뒤이다.

문제의 핵심은 이렇다. IVF 진료는 실패를 전제로 설계된 구조라는 점이다. 처음부터 모든 원인을 샅샅이 파악하려는 것이 아니라, 시도하고 안 되면 그때 가서 하나씩 살펴보는 방식이다. 이를 '단계적 접근'이라 부르기도 하지만, 환자 입장에서는 '소모적 실험'처럼 느껴지기 십상이다. 특히 "처음부터 자궁내막 병변이 의심되었는데 왜 제거 치료를 선제적으로 하지 않았느냐", "착상이 안 될 거 같으면 왜 미리 검사를 하지 않았느냐"는 분노 섞인 후기들이 난임 카페마다 끊이지 않는다.

이런 진료는 의료진의 무지나 무관심 때문은 아니다. 오히려 '너무 많은 가능성'과 '너무 다양한 원인' 때문에 임신 성패가 갈리기 때문이다. 특정 원인이 있어도 임신이 되는 경우도 많고, 원인을 치료해도 임신이 안 되는 경우도 많다. 실제로 자궁, 난소, 나팔관, 정액, 유전자, 면역체계, 착상 타이밍까지 임신을 방해할 수 있는 요인은 셀 수 없이 많다. 이를 모두 선제적으로 검사하려면 돈도 돈이지만, 임신이라는 확률 게임에서 불필요한 검사를 하게 될 가능성도 커진다.

게다가 시험관 시술은 완벽한 조건이 아니어도 일정 확률로 성공할 수 있는 획기적인 방법이다. 염색체 이상이 없는 건강한 난자와 정자만 확보된다면, 자궁에 폴립이 있어도 임신이 될 수 있고, 착상 시기가 약간 어긋나더라도 무사히 아기를 품는 경우도 있다. 의사들은 이 점에 기대어 일단 시도해보고, 실패하면 다음 단계를 밟자는 식으로 접근한다. 이것이 바로 현재 임상에서 가장 일반적인 IVF 루틴이다.

그렇다면 과연 이 방식이 최선일까? 비용, 효율, 과학적 접근이라는 측면에서는 나름대로 논리가 있다. 그러나 환자의 감정, 생식력의 시간제한, 반복 실패로 인한 상처라는 측면에서는 분명 허점이 있다. 의사들은 진료를 '확률'로 계산하지만, 환자들은 그것을 '삶'으로 체감한다. 실패 후 검사로 이어지는 순서는 의료진에겐 절차지만, 환자에겐 한 번의 실패가 인생 전체의 손실처럼 느껴질 수 있다.

그렇다고 해서 의사들의 선택이 틀렸다고 단정할 수는 없다. 왜냐하면 모든 악조건 속에서도 건강한 배아로 출산까지 성공하는 사례가 실제로 많기 때문이다. 의사들은 건강한(염색체 이상이 없는) 난자와 정자를 언제 만날 수 있을지 알 수 없는 상황에서, '한 번의 시도'를 희망으로 해석할 수밖에 없다. 생식기 내 병변을 제거했더라도, 정작 배아 자체의 질이 좋지 않으면 착상은 돼도 출산은 실패로 끝날 수 있기 때문이다.

IVF는 '희망의 기술'이자 '속도의 기술'이다. 배란 주기마다 기회는 줄어들고, 난소는 해마다 기능을 잃어간다. 일각에서는 난임 치료가 실패를 기반으로 원인을 추적하는 구시대적 진료라는 비판도 있다. '결과'로 입증하려는 게으른 의료라는 지적이다.

여기에 병원의 운영 논리도 작용한다. 환자 회전율을 중시하는 병원일수록 처음부터 복잡한 검사를 권하지 않는다. 자궁경, 면역 검사, 유전자 분석 등을 한꺼번에 제안하면 비용 부담과 함께 환자가 타 병원으로 이탈할 가능성도 생긴다. 결국 시술을 먼저 하고, 실패한 뒤 검사를 덧붙이는 방식이 병원 운영에는 더 효율적이기 때문이다.

물론 모든 병원이 그렇다는 건 아니다. 초기 진단에 충실하고, 개별 환자의 상태에 따라 정밀검사를 먼저 제안하는 의사도 있다. 문제는 이 모든 것이 표준이 아니라는 점이다. 임신이 간절한 여성 입장에서, 실패 이후에야 본격적으로 진단이 시작되는 구조는 결국 '감정적으로 잔인한 구조'가 될 수 있다.

그렇다면 선진국의 난임 치료는 다를까? 놀랍게도 한국보다 더 보수적인 경우도 있다. 적극적 개입보다는 기본적인 접근을 더 선호하며, IVF도 시도 후에야 원인을 추적하는 방식이 일반적이다. 한국의 일부 병원들처럼 IVF 전에 1차 진단을 하고, 실패 후 추가 검사로 넘어가는 루틴은 오히려 적극적인 편에 속한다. 임신에 성공하는 조건(난자, 정자, 배아, 착상 환경 등)이 매번 다르므로, 모든 변수를 사전에 통제할 수는 없는 것이다.

분명한 사실은 이렇다. 건강한 배아를 만나는 것이 임신 성공의 90% 이상을 결정한다. 배아만 건강하면 그 어떤 척박한 환경에서도 생명의 싹을 틔워낸다. 그래서 IVF는 그러한 '배아'를 만나기 위해 계속해서 전략을 짜고 도전하는 기술이다.

하지만 그렇다 해도, 의사들은 좀 더 적극적으로 실패의 이유(설령 그것이 짐작일지라도)를 설명해줄 수 있어야 한다. 또한, 정확한 진단과 시의적절한 검사 제안은 절대로 게을리해선 안 된다. 실패는 누군가에게는 통계지만, 또 다른 누군가에겐 일생일대의 사건일 수 있기에.

IVF는 기술이다. 그러나 설명이 없는 기술은 신뢰를 만들지 못한다.

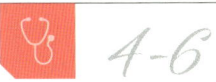

4. 임신 방해요인과 생식기 질환

자궁내막증 치료냐, 제거냐?
의사마다 다른 해결법

난임 여성 중 상당수가 생식기 내 질환을 안고 있다. 대표적인 질환이 자궁내막증이다. 자궁내막증은 원래 자궁 안에 있어야 할 조직이 자궁 밖, 주로 골반강이나 난소에 자리 잡는 질환이다. 자궁내막증의 대부분이 난소에 자리 잡고 있는 자궁내막종(낭종)의 형태다. 자궁내막종(낭종) 안에는 오래된 출혈성 액체가 고여 있고, 배란 때마다 커지고 터지며 난소를 점점 망가뜨린다. 생식기능을 방해하고 착상을 어렵게 만들며, 유산율도 높인다. 무엇보다 무서운 건, 이 질환이 난소 기능을 서서히 갉아먹는다는 점이다.

난소는 난자를 보관하는 곳간인데, 이 곳간에 난자 외에 자궁내막종(난종)까지 있다고 상상해보라. 낭종 안에는 초콜릿처럼 오래된 피가 자리 잡고 있을 것이고, 건강한 난자에까지 위협적인 존재가 될 것이다. 급기야 자궁 뒤, 직장 근처까지 염증과 유착을 퍼뜨리며, 골반통과 성교통, 월경통을 유발할 수 있다.

자궁내막증의 치료는 단순하지 않다. 더 복잡한 건 치료에 대한 의사들의 판단과 방식이 천차만별이라는 점이다. 가장 일반적인 치료법은 난소에 있는 자궁내막종(낭종)을 수술로 제거하는 것이다. 반면, 난소를 절대로 건드려선 안 된다고 주장하는 의사도 많다. 자궁내막종을 깨끗이 제거하면 통증은 줄어들 수 있지만, 난소도 함께 다치기 쉽고, 낭종을 싸고 있는 막을 벗겨낼 때 원시난포가 같이 떨어져 나가고, 출혈 부위를 지지면서 난소 조직이 손상된다는 주장이다. 이 손상이 반복되면 난소는 위축되고 임신은 더 멀어진다. 이른바 난소기능저하를 조기에 불러올 수 있는 것이다.

같은 산부인과 의사인데, 또 난임의사인데도 치료법이 이렇게 극단적으로 갈리면 환자는 멘붕에 빠질 수밖에 없다. 임신(출산)이 최종 목표인 여성의 입장에서 자궁내막증 '제거'도 중요하지만, 가임력 보존도 절대로 포기할 수 없기 때문이다. 자궁내막증 치료가 오히려 난소를 일부 제거하는 결과를 낳는다면, 득보다 실이 더 클 수 있다. 빈대 잡자고 초가삼간을 태우는 격이 될 수도 있다.

최근에는 난소 기능을 최대한 보존하면서도 자궁내막증을 줄이는 '알코올 경화술' 같은 시술도 등장했다. 입원 없이 수면 마취하에 외래 통원 수술로 시행 가능하며, 난소기능저하가 걱정인 고령의 자궁내막종 여성들에게는 꽤 솔깃한 시술이 아닐 수 없다. 문제는, 이 새로운 시술을 실제로 시도하려는 의사가 드물다는 점이다. 신기술을 도입하려면 의사 본인이 직접 환자에게 시술하면서 시행착오와 피드백을 반복해야 하는데, 이 과정을 감수하려는 의사는 많지 않다. 최신 치료법일수록 보수적인 의사들은 기존 방법을 고수하게 되는 것이다.

이처럼 자궁내막증으로 인한 자궁내막종(낭종)만을 두고도, 복강경 수술로 병변을 제거하려는 의사, 약물 치료로 조절하려는 의사, 알코올 경화술로 낭종 크기를 줄이려는 의사… 정말 다양한 의견이 존재한다.

심지어 의사들 사이에서 신치료법에 대해 보수파와 진취파로 갈려 서로를 깎아 내리는 경우도 있다. 시술의 부작용은 물론 무의미함까지 언급하며 강하게 반대하는 경우도 있다. 마치 단순한 맹장수술을 두고 성 기능 저하까지 언급하는 과장된 논쟁을 보는 듯하다. 많은 의사들이 자신이 익숙한 방식, 주로 병변 제거술만을 고집한다. 최신 시술에 대해 물으면 불편한 기색을 감추지 않고, 직접 하지 않는 방법에 대해서는 냉소를 짓거나 무시하는 경우도 있다.

문제는, 의사들이 마치 자신만이 정답을 알고 있다는 태도로 접근한다는 점이다. 다른 치료법을 '비전문적'이라 깎아내리거나, 알코올 시술을 시도한 의사를 '실험적'이라며 폄하하는 경우도 있다. 반면, 최신 치료법에 대해 환자와 진솔하게 소통하며 알코올 시술을 꾸준히 시행하는 성실한 의사도 분명히 존재한다. 임상 사례가 쌓일수록 시술 예후는 좋아지고, 이것이 의료의 진짜 장점이기도 하다.

물론 어떤 방식이든 장단점은 있다. 수술이든 시술이든, 완벽한 해법은 없기 때문이다. 하지만 신치료법이나 시술에 대해 부정적 설명을 늘어놓는 의사를 만났다면 반드시 되물어야 한다.

"그 방법이 정말 틀려서인가요, 아니면 선생님이 못해서인가요?"

필자가 의사 편에서 조심스럽게 덧붙이자면, '못해서'라기보다 '안 해봐서 못하고, 안 해봤기 때문에 안 하려는' 경우가 훨씬 많다. 의료는 결국 손과 눈으로 익혀야 하는 실전의 기술인데, 한

번도 해보지 않은 시술을 추천하기란 현실적으로 쉽지 않다. 결국 시도하지 않은 치료는 배제되고, 그 공백을 '불신'이나 '위험성'이라는 말로 포장하게 되는 것이다.

진짜 전문가라면 타인의 치료법에 대해 객관적 평가와 적절한 존중을 함께 갖춘다. 자신의 손에 익지 않은 기술이라면, 경험 많은 의사에게 의뢰하는 것이 환자에게 더 이롭다는 걸 안다. 그러나 일부 의사는 자신의 권위와 방식을 중심으로 환자를 통제하려 한다. 이때 환자는 '객관적 근거'보다 '주관적 확신'에 노출되어서는 안 된다.

그렇다. 의사의 확신은 진료에서 중요하다. 하지만 그 확신이 다른 치료법을 가리는 편견이 된다면, 환자에겐 또 다른 피해가 된다. 치료법은 하나일 수 없다. 환자의 상태, 수술 이력, 난소 기능, 향후 계획에 따라 얼마든지 맞춤형이어야 한다. 의사의 기술 범위 안에 환자를 가두는 순간, 진짜 맞춤 치료는 사라진다.

치료법을 고를 때, 의사도 함께 고르라는 말이 있다. 당신에게 필요한 건 기술보다 태도다. 경험 많은 의사와 열린 사고를 가진 의사, 그 둘이 같다면 더할 나위 없겠다. 하지만 둘 중 하나만 고를 수 있다면, 오늘은 후자를 택하자. 의사의 말이 아니라 당신의 미래가 정답이니까.

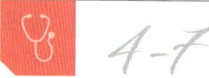

4. 임신 방해요인과 생식기 질환

제거할까 치료할까, 그 사이에서 난소는 늙어간다

자연임신이 잘되지 않는 원인 중에서 난관, 즉 나팔관의 폐쇄는 의외로 흔하다. 난관은 쉽게 말해 정자와 난자가 만나는 '미팅 장소'다. 이곳에서 배란된 난자는 정자를 기다리고, 정자를 만나면 수정이 이루어진다. 수정란은 착상을 위해 자궁으로 이동하게 되며, 이 모든 과정이 난관에서 시작되어서 내려가야 가능하다. 즉, 임신이라는 여행의 첫 관문은 바로 이 난관에서 시작되기에, 이 통로가 막히거나 기능에 문제가 있다면 자연임신은 거의 불가능한 것이다. 뿐만 아니라 인공수정(IUI)도 난관이 열려 있어야 가능한 시술이기에, 난관 기능이 의심되면 난관조영술(HSG) 같은 기본 검사를 필수로 시행한다.

이 글은 단순히 난관이란 기관의 설명을 위한 것이 아니다. 필자는 난임의사들에게 묻고 싶다. "왜 난관에 문제가 생겼을 때, 환자에게 임신 성공을 위한 가장 빠른 길을 제시하지 못하는가?"라고.

정자와 난자의 미팅 장소(난관)에 문제가 생겼다면, 그 장소(난관)를 어떻게 정비할지 고민해야 하는 것은 맞다. 만약 단순한 난관 폐쇄라면, 난관성형술이나 수압을 이용한 개통술을 통해 자연임신이나 인공수정 시도도 가능하다. 하지만 상황이 단순하지 않은, 난관수종(hydrosalpinx)이라면 임신을 위해 어떤 치료를 선택해야 할까?

난관수종은 난관이 막히면서 장액성 액체가 빠져나가지 못하고 고여 물주머니처럼 부풀어 오른 상태를 말한다. 원인은 대개 골반염, 클라미디아 감염, 자궁내막증, 수술 후 유착 등이고, 이 수종액이 자궁 내로 역류하면 착상에 필요한 자궁내막 환경을 망쳐 놓는다. 배아가 자궁에 착상하려면 미세하고 정교한 환경이 필요한데, 수종액은 내려와서 이 자궁 환경을 망가뜨리고 심지어 염증성 유전자 발현을 유도해 착상을 방해할 수 있다. 그래서 난임의사들은 난관수종이 심할 경우에 IVF를 하더라도 임신 방해요인으로 작용할까봐 걱정할 수밖에 없다.

난관수종 해결법을 두고 난임의사들 사이에서도 의견이 엇갈린다. 한쪽은 복강경 수술로 난관을 절제해 근본 문제를 없애자고 주장한다. '수종액은 배아를 방해하니, IVF 전에 절제하는 것이 착상률을 높인다'는 입장이다. 복강경 수술은 기술적으로 안전하고, 이에 대한 연구도 많아 상대적으로 표준화된 치료로 여긴다.

하지만 다른 한쪽에서는 어차피 IVF라는 것이 체외수정술이므로 난관을 제거하지 않고 IVF를 진행하면 된다고 강조한다. 복부 그 어디라도 시술로 제거하는 일은 자칫 가임력을 떨어뜨릴 수 있다는 우려의 설명도 아끼지 않는다. 실제로 난임 여성이 고령의 나이(40대 이후)거나 난소 기능이 떨어져 있는 경우, 난관을 제거하다 보면 자칫 난소 동맥까지 손상되어 난소 혈류가 줄고, 난소에 엉켜 있던 난관 제거 과정에서 원시난포가 같이 손상되면 배란 가능한 난포 수도 줄어들 수 있어서 괜히 제거술로 난소기능저하를 앞당기는 결과를 초래할까봐 제거술을 말리는 의사도 상당수다. 따라서 '알코올 경화술' 같은 간단한 시술로 수종의 사이즈를 줄이는 데 노력을 다하는 의사도 있다.

수술이든 시술이든 정답은 없다. 환자의 최종 목표를 떠올리면 의외로 간단히 답이 나온다. 난임의사의 네비게이션의 목적지 역시 '임신(출산)'에 맞춰놓아야 한다. 하지만 실제 진료에서는 난임의사들 각자의 경험, 성향, 소신에 따라 치료 방향이 달라지는 경우가 비일비재하다.

인터넷 포털사이트에서 운영하는 한 난임카페에서 필자에게 하소연을 했던 난임 여성의 사연을 공개하자면, 그 여성은 한쪽 난관은 개통술을 받고, 다른 한쪽은 수종으로 절제한 상태에서 인공수정을 4차까지 진행했지만 모두 실패했다고 한다. 인공수정 특성상 3차까지 실패하면 정자의 자가수정력 등을 의심해볼 필요가 있다. 인공수정 시술에 미련을 버리고 IVF를 바로 시도했더라면 빨리 임신에 성공했을지 모른다. 나팔관에서 정자와 난자를 만나게 하는 자연임신과 인공수정을 포기하고, 체외수정으로 배아를 만들어서 자궁내 이식을 하는 IVF를 했어야 한다.

난임의사는 의료에 있어서 치료 순서와 원칙을 따르는 것도 중요하지만, 교과서가 항상 옳은 길은 아니다. IVF라는 확실한 방법이 존재하는 시대에 맞게, 더 빠른 길이 있다면 서슴치 말고 바로 안내해야 한다. 인공수정 시술로도 임신이 될 여성에게 IVF로의 직행을 권해서는 안 되겠지만, 적어도 나팔관에 문제가 있는 여성에게는 교과서보다 직통 길이 나을 수도 있다는 얘기다. 한해라도 빨리 목적지(임신)에 먼저 도착해서 "야호!"를 외칠 수 있게 해주는 담당 의사가 명의가 아닐까 싶다.

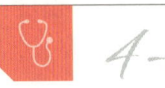

4. 임신 방해요인과 생식기 질환

"어머 그 약을 쓴다고요?"
IVF를 하는 한,
난임의사의 리드에 맡기라

IVF를 준비하는 여성 중 상당수는 이런 진단을 듣는다. "면역 수치가 높아요", "갑상선 기능이 살짝 저하되어 있네요." 진단서를 들고 내과로 가면, 의사는 깊은 숨을 쉬며 말한다. "이 상태로는 임신이 무리입니다. 면역부터 조절해야 해요." 그리고는 스테로이드를 끊으라고 하거나, TSH(Thyroid Stimulating Hormone, 갑상선자극호르몬) 수치를 정상범위 안쪽으로 낮춰야 한다고 강조한다.

그런데 난임의사는 다르게 말한다. "이 수치면 IVF 가능합니다. 임신 중에도 약을 조절하면 괜찮아요." 똑같은 진단서를 두고, 전혀 다른 처방이 나온다. 환자는 당황한다. 누구 말이 맞는 걸까?

이 질문에 대한 답은 복잡하지 않다. IVF를 결정했다면, 그 순간부터는 난임의사의 '전체 시나리오'를 따라야 한다. 내과 진료가 틀렸다는 얘기가 아니다. 다만 IVF라는 맥락 안에서는 내과적 판단이 조연이 되고, 생식의 전체 설계를 맡는 난임의사가 주연이 되는 것이다.

클로미펜이라는 약이 있다. 배란유도제의 대명사로 쓰이는 이 약은 본래 유방암 치료제였다. 에스트로겐 수용체를 차단해 유방암 세포의 성장을 막는 목적으로 개발되었으나, 의외의 효과가 관찰됐다. 뇌하수체가 '에스트로겐이 부족하다'고 착각하면서 FSH(난포자극호르몬)를 더 분비하게 되었고, 그 결과 배란이 유도 되었던 것이다. 즉, 암 치료제가 배란 촉진제가 되는 순간, 약의 정체성은 '용도'가 아니라 '목적'에 따라 재해석된다.

이처럼 IVF에서 쓰이는 약물은 대부분 다른 목적을 위해 개발되었으나 생식의 흐름에 맞춰 전략적으로 재배치된 약물들이다. 난임의사들은 이런 약물의 약력(藥歷)을 알고 있고, 복용 시기와 용량, 병용 조건 등을 정밀하게 설계한다. 하지만 내과 의사 입장에선 이런 약물이 임신 전이나 임신 중 사용되면 당황할 수밖에 없다. 같은 약을 '위험'으로 볼 것인가, '기회'로 볼 것인가는 진료의 목적에 따라 달라진다.

면역질환도 마찬가지다. 착상은 생리학적으로 '반이물질'인 배아를 받아들이는 과정이다. 자궁은 면역을 낮춰야 착상이 가능하다. 이때 약간의 스테로이드를 써서 NK세포 활성을 낮추거나, 미세염증을 억제하는 경우가 있다. 내과적 기준에선 '이 정도 수치면 치료는 필요 없다'지만, 난임의사의 눈에는 '이 정도면 착상을 방해할 수 있다'로 해석된다. 치료가 아닌 '임신 유도'가 목적일 때, 기준은 달라지는 것이다.

여기서 가장 혼란스러운 건 환자다. 환자는 몸보다 마음이 더 흔들린다. 누구 말을 따라야 하지? 내가 중간에서 잘못 조율하면 IVF가 실패하는 건 아닐까? 더 나아가면, 진료 방향이 갈리다 보니 내과와 난임의사의 관계가 꼬이고, 치료가 늦어지기도 한다.

그래서 우리는 묻는다. 임신을 위한 치료를 시작한 이상, 주도권은 누구에게 있어야 할까? 그 답은 IVF라는 치료의 본질에 있다.

IVF는 단순한 질병 치료가 아니다. 그것은 시간과 배란, 배아와 자궁, 호르몬과 면역이 한 치 오차 없이 협력해야 하는 '생명 탄생의 오케스트라'다. 난임의사는 이 모든 악기의 템포와 강약을 알고 있다. 자궁내막 두께는 몇 일째에 몇 mm가 되어야 하고, 황체호르몬은 언제 투여해야 하며, 면역 반응은 언제 눌러야 하는지를 설계할 수 있다.

그런데 이 과정에 외부의 진단 기준이 섣불리 개입하면, 전체 합주가 어긋난다. TSH 수치를 정상 아래로 억제하다 배란이 지연되거나, 스테로이드를 중단했다가 착상 실패로 이어지기도 한다. 내과 의사는 환자를 위한 최선의 치료를 했지만, 그 치료는 '임신'이라는 맥락에선 최선이 아닐 수 있다.

물론, 중대한 질병은 반드시 내과 의사와 협진이 필요하다. 그러나 IVF의 프레임 안에서는 모든 약제와 수치는 난임의사의 지휘 아래에서 '재조정'되어야 한다. 환자의 건강과 생식력을 동시에 조율하는 일, 그건 내과 단독도, 생식의학 단독도 아니다. 둘의 소통이 전제되되, 주도는 IVF의 전략 설계자에게 맡겨야 한다.

의사들은 결국 다 환자를 위한 마음으로 진료한다. 다만, 임신이라는 예외적 상황에서는, 판단의 기준도 예외적으로 바뀔 수밖에 없다. IVF는 기술이지만, 동시에 예술이다. 악보를 믿고, 지휘자를 믿는 것, 그게 가장 정확한 연주를 만드는 방법이다.

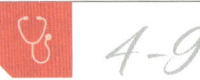

암을 이겨낸 그녀, 생명을 품을 수 있을까?

"선생님, 저 유방암 치료 끝났어요. 그런데… 아이를 가질 수 있을까요?"

치료를 마친 그녀는 망설임 끝에 진료실 문을 두드린다. 암을 이겨낸 것도 기적인데, 이제는 다시 생명을 품고 싶다는 마음이 그녀를 다시 병원으로 이끌었을 것이다. 그러나 그녀를 망설이게 만든 건 한 가지였다. 바로 '과배란 주사', IVF에 필수적인 호르몬 자극이었다.

IVF는 단순한 배란이 아니다. 다수의 난자를 확보하기 위해 고용량의 FSH(난포자극호르몬)와 LH(Luteinizing Hormone, 황체형성호르몬) 유도제를 체내에 주입하고, 난소를 강하게 자극한다.

이 과정에서 체내 에스트로겐 수치는 평상시보다 수십 배까지 상승할 수 있다. 문제는 전체 유방암의 약 70%가 에스트로겐 수용체 양성(HR-positive)이라는 사실이다. 호르몬에 민감하게 반응했던 암이 다시 자극을 받는 것은 아닐까, 여성들은 두려워 한다.

그러나 명확한 결론은 있다. IVF는 가능하다. 단, 전략은 달라야 한다. 난임의사라면 바로 이 전략을 환자에게 설명하고, 신뢰를 얻어야 한다. 문제는 난임의사들의 부족한 설명으로 인해 수많은 관련 환자들이 생명잉태를 포기하고 있다는 것이다. 또한 난임의사라면 임신 출산이라는 환자의 소망 성취를 위해 좀 더 경험이 풍부한 선배 난임의사를 소개하는데에도 적극적이어야 한다. 안타깝게도 몇몇 젊은 난임의사들은 생명잉태를 포기시키는 사례가 있었고, 그녀들이 다시 만난 시니어급 난임의사에게서 임신에 성공하는 사례가 상당수였다.

유방암 생존자에게 가장 널리 쓰이는 방식은 '레트로졸 보완 자극법'이다. 레트로졸은 원래 에스트로겐 생성을 억제하는 유방암 치료제이지만, IVF에서는 FSH와 병용 투여함으로써 난소는 자극하되, 체내 에스트로겐 농도는 상대적으로 낮게 유지하는 역할을 한다. 이 프로토콜은 이미 다수의 연구를 통해 재발 위험을 높이지 않으면서도 안전하게 난자를 확보할 수 있음이 입증되었다.

실제로 IVF 과정 중 에스트로겐 수치를 500pg^2/㎖ 이하로 유지하며, 배란 유도 후 수정란을 냉동하거나 바로 이식하는 방식이 사용된다. 호르몬 반응은 정밀하게 모니터링되고, 환자의 암 이력과 연동하여 맞춤형 계획이 세워질 수 있다는 것이 시니어급 난임 의사들의 설명이다. 즉 IVF는 더 이상 유방암 생존자에게 불가능한 선택지가 아니라는 것이다. 다만, 절대적인 '맞춤 설계'가 필요하다는 전제가 붙어야 한다는 것만 갖추면 되는 것이다.

문제는 타이밍이다. 암 치료 후 2~3년은 재발 가능성이 가장 높은 시기이므로 많은 전문의들은 최소 2년, 보통은 5년 후에 임신을 시도할 것을 권고한다. 하지만 이 기준은 나이와 생식력 저하 속도에 따라 융통성이 필요하다. 특히 40세 전후 여성이라면 2년을 기다리는 동안 난소 기능이 급격히 떨어질 수 있다. 이럴 때는 '선(先) 난자 또는 배아 냉동, 후(後) 이식' 전략이 선택된다. 다시 말해, 암 재발 위험이 줄어드는 시점까지 배아를 냉동 보관한 후, 나중에 이식함으로써 생식 가능성과 안전성을 동시에 확보하는 방식이다.

단순히 'IVF가 가능하다'는 말은 충분하지 않다. 임신을 시도하려면 먼저 '무엇이 우선인지'를 명확히 해야 한다. 생존이 최우선

---

2 피코그램. 1조 분의 1

인지, 출산이 절박한지, 암의 병기와 수용체 상태, 환자의 나이와 배란력까지, 모든 조건을 조율해야 한다. 삼중음성유방암(TNBC)처럼 호르몬 수용체가 음성인 경우에는 IVF 접근이 상대적으로 수월하지만, 그렇다 해도 주치의와의 긴밀한 논의는 필수다.

현실적으로 협진의 어려움도 있다. 유방외과 전문의는 "조금이라도 호르몬이 올라가면 안 됩니다"라고 말하고, 난임의사는 "지금 이 타이밍을 놓치면 임신이 아예 불가능해질 수도 있어요"라고 말한다. 환자는 양쪽 이야기 사이에서 진료 방향을 정하지 못한 채 시간만 흘러간다. 협진이 필요하다는 말은 맞지만, 실무에서는 조율이 쉽지 않다. 그럼에도 의사들은 반드시 질문해야 한다. 지금 이 여성에게 가장 중요한 것은 무엇인가? 그리고 그 목표를 위해 최선의 전략은 무엇인가? 그런 의미에서 인생의 참맛을 제대로 아는 시니어 난임의사들의 활약을 기대하고 싶다.

유방암 투병 사실이 있는 여성에게 생명잉태는 언감생심일까? 아니다, 가능성은 있다. 그러나 중요한 것은 단순한 '허용'이 아니라, 그 여성만을 위한 설계를 할 수 있는가에 있다. IVF는 기술이다. 그러나 암을 이겨낸 몸에 적용되는 IVF는 과학과 감정을 동시에 다루는 정밀한 설계 기술이어야 한다. 그래서 노련한 난임의사의 역할이 필요한 것이다. 그녀는 이미 생존을 이뤘다. 이제는 새로운 생명을 품는 길로 나아갈 수 있다. 단, 그 길은 난임의사라면 그 누구의 기준도 아닌, 오직 그녀에게 맞춘 전략으로 열어줘야 한다.

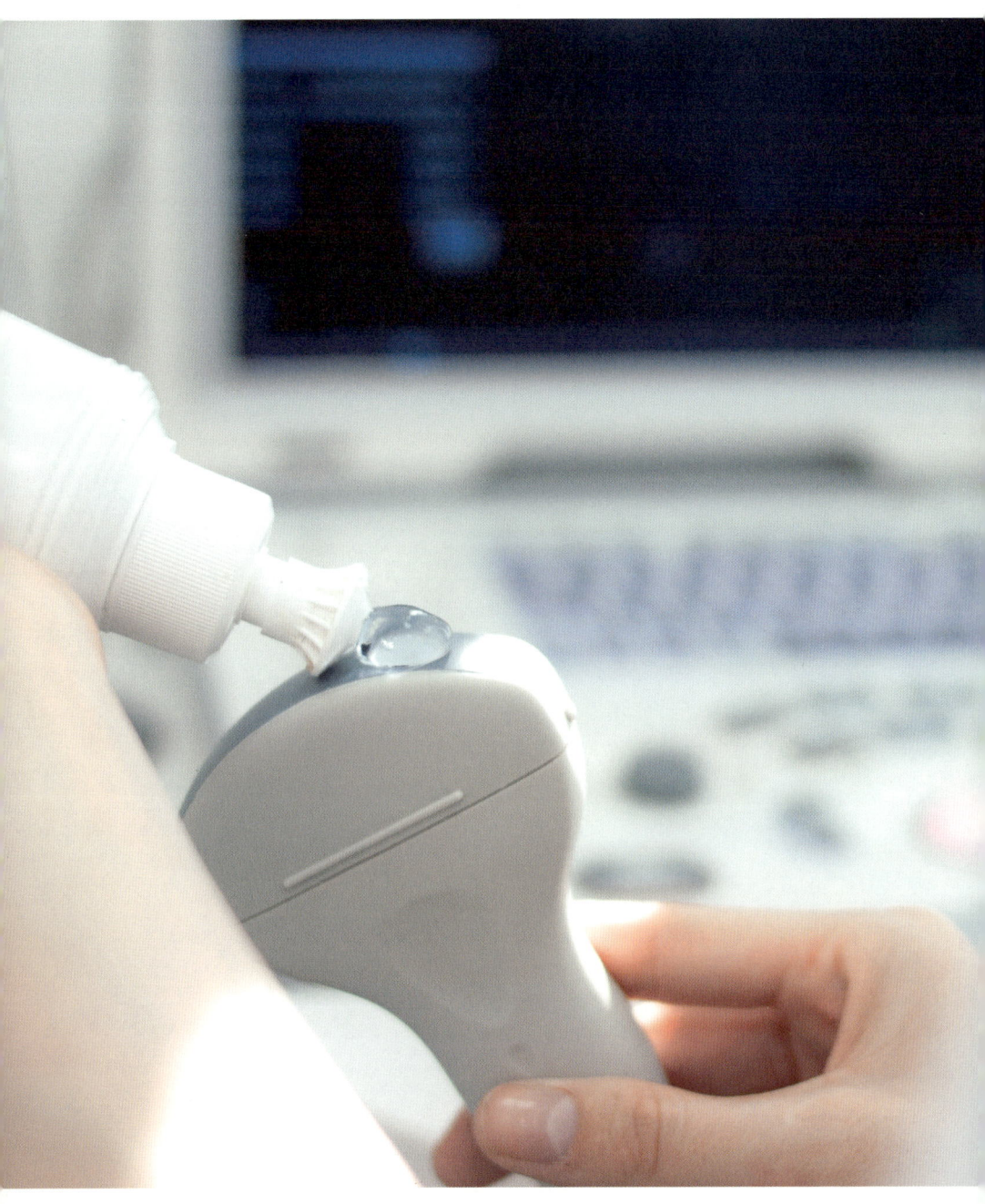

나와 맞는 난임의사 찾기

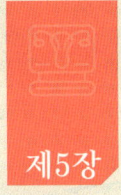

제5장

IVF의 심장, 배양기술

IVF 배양연구원이 된다는 것

IVF, 즉 시험관아기 시술의 핵심은 배아다. 그리고 그 배아를 책임지는 공간이 바로 배양실이다. 임신이라는 결과를 향해 나아가는 가장 조용하지만 가장 정교한 관문, 그 안에서 생명의 첫 분열을 관찰하고 기록하며 때로는 조작까지 하는 이가 있다. 바로 배양연구원(Clinical Embryologist)이다.

그렇다면, 누구나 이 길을 갈 수 있을까? 결론부터 말하자면, 단순히 생명공학을 전공했다고 해서 충분하지 않다. IVF 배양실에 들어선다는 건 이론과 실기, 감각과 책임을 동시에 갖춘 사람만이 접근할 수 있는 전문 영역이다.

첫째, 기본이 되는 건 전공이다. 생명과학, 생명공학, 의생명과학, 의학계열 등 관련 학과의 4년제 학사 이상이 일반적이며, 석사 이상의 이론·실험 경험은 진입에 강점이 된다. 특히 생식생물학, 세포배양, 조직공학과 관련된 실습을 경험한 경우, 채용 과정에서 실질적인 우대를 받는다. 그러나 학교에서 배운 것은 단지 준비의 절반에 불과하다.

둘째, 실무 기회가 확보되어야 한다. 대부분의 배양 연구원은 난임병원이나 산부인과 전문병원에 채용되어 훈련을 받는다. 일부 대형병원은 신입 연구원에게 수개월 간의 체계적인 사내 트레이닝을 제공하지만, 일반적으로는 기초 배양 및 배아 조작 실무 경험자를 우선 선발한다. 이 때문에 일부 생식의학 관련 기업이나 줄기세포 배양 기관, 연구용 생식세포 실험실에서 경험을 쌓은 후 병원 배양실로 진입하는 경우도 많다.

셋째, 현재까지 대한민국에는 배양연구원을 위한 국가 공인 자격은 존재하지 않는다. 그러나 대한배아학회(KSCE)에서 주관하는 민간자격과 교육과정은 신뢰의 척도로 작용하고 있다. 윤리 교육, 배양실 안전관리, 배아 취급 표준 매뉴얼 등을 포함한 이 프로그램은 이론적 역량뿐 아니라 현장 적응력 평가에도 사용된다.

넷째, 이 직업은 정체된 기술이 아니라, 끊임없이 진화하는 기술 기반 전문직이다. 타임랩스 인큐베이터, AI 기반 배아 이미지

분석, 초저온 냉동기술, 자동화된 배아 등급 판독 시스템 등 새로운 기술이 지속적으로 도입되고 있다. 따라서 실력 있는 연구원은 국내외 학회 참가, 신기술 실습 교육, 배양실 견학, 논문 정독 등을 루틴으로 삼고 있다. 생명 앞에서 오래 남는 손은, 배움 앞에서도 오래 멈추지 않는 손이다.

무엇보다 중요한 건 기질과 성격이다. 전공이 맞고 기술이 뛰어나도, 이 직업은 차분함과 책임감이 없으면 결코 오래 버티기 어렵다. 실수 하나가 배아 전체를 폐기하게 만들 수 있고, 결정 하나가 이식의 성패를 좌우하기 때문이다. 수백 개의 배아 중 단 하나의 생명을 구하기 위해 조용히 일할 수 있는 사람, 그런 사람만이 살아남는다.

결국 IVF 배양연구원이 된다는 건 단순한 취업이 아니다. 한 생명의 시작을 손끝에 올려두는 일이며, 그 무게를 매일 감당하는 삶을 선택하는 것이다. 생명은 늘 조용히 시작된다. 그리고 그 시작을 지켜보는 손이 있다면, 그 손은 반드시 시간과 실전, 그리고 절대적인 책임을 통과한 손이어야 한다.

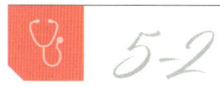

5. IVF의 심장, 배양기술

IVF는 배아 생존의 기술, 진짜 승부는 배양실에서 결정된다

　　　　　　IVF는 의사의 전략으로 시작되지만, 배양실의 기술로 끝난다. 주사 용량을 조절하고, 채취할 난자 수를 정하며, 이식 시점을 계산하는 일은 모두 진료실에서 이루어진다. 그러나 그 모든 계산이 실제로 의미를 가지려면 단 하나의 전제가 필요하다. 배아가 제대로 자라야 한다. IVF의 성패는 결국 배아의 생존에 달려 있고, 그 생존은 전적으로 배양실의 기술력에 달려 있다.

　진료실에서는 의사의 설명이 빛나지만, 실제 승부는 유리문 너머 배양실에서 조용히 벌어진다. 채취된 난자는 37℃, 이산화탄소 6%가 유지되는 인큐베이터 안에서 정자와 수정되고, 세포분열을 시작한다. 3일째, 4일째, 5일째… 그 시점마다 얼마나 건강하게, 얼마나 대칭적으로 분열되고 있는지를 관찰하고, 판단하고, 결정하는 사람은 의사가 아니라 배양연구원이다. 그리고 그 판단이 옳은지 여부는 결국 착상이라는 결과로 드러난다.

배양기술력의 차이는 병원마다 분명하게 존재한다. 최신 장비와 세심한 모니터링 시스템을 갖춘 병원에서는 배아의 생존률과 등급이 상대적으로 높고, 반대로 같은 난자와 정자를 사용했음에도 결과가 나빠지는 병원들이 있다. 이 차이는 의사의 실력이 아니라, 배양실의 기술력과 관리 역량의 차이에서 비롯된다.

배양기술이란 단순히 장비의 문제가 아니다. 온도, 습도, 가스 농도, 배양액 교체 주기, 배아를 꺼내 관찰하는 시간까지, 모든 요소가 섬세하게 작동해야 한다. 인큐베이터의 뚜껑을 하루에 몇 번 여는가만으로도 내부 환경이 흔들릴 수 있고, 배아는 그 환경 변화에 즉각적으로 반응한다. 배양이란 결국 '조작하지 않으면서도 생존을 유도하는 정밀한 관찰 기술'이다.

문제는, 환자 입장에서는 이 배양기술력의 차이를 알 길이 거의 없다는 데 있다. 진료실에서 아무리 좋은 설명을 듣고, 유명한 의사를 만난다 해도, 실제로 가장 중요한 과정은 유리문 안, 비공개된 배양실에서 벌어진다. 그리고 그 실험실의 수준은 외부에 공개되지 않는다. 배양실에 몇 명의 연구원이 근무하는지, 장비는 최신인지, 하루 몇 건의 시술이 이뤄지는지, 이 핵심 정보는 환자에게 전달되지 않는다.

그래서 IVF의 가장 큰 약점은 '비가시성'에 있다. 기술력의 격차는 보이지 않지만, 결과는 명확하게 갈린다. 병원의 성공률 차이는 이 배양실에서 비롯되는 경우가 많다. IVF가 '전략의 기술'이라면, 그 핵심은 '배아를 어떻게 키워내는가'에 있다. 그리고 지금 한국에서 이 배양기술의 표준은 병원마다 균일하지 않다.

IVF는 점점 정교해지고 있고, 치료 전략도 진화하고 있다. 하지만 이 모든 전략이 한계에 부딪히는 시점이 있다. 그 시점에서 IVF의 성패는 오롯이 배양실의 손에 맡겨진다. IVF는 배아의 생존 전쟁이며, 그 생존을 책임지는 곳은 바로 배양실이다. 의사의 설명보다 배양실의 기술력이 더 중요해지는 순간, 시험관의 실력이 조용히 드러난다.

배양기술이 진짜로 인정받으려면, 단지 '최신 장비를 갖췄다'는 말만으로는 부족하다. 수많은 변수를 통제하면서도 일관된 생존률을 유지하기 위해서는 축적된 임상 경험과 연속된 실전 반복이 전제되어야 한다. 매년 수천 건, 혹은 수만 건의 IVF를 안정적으로 수행하며 생긴 '배양 감각'이 있어야 기술이라는 말을 꺼

낼 수 있다. 그래서 연간 최하 수천~수만 건의 IVF를 수행하는 메이저 병원의 배양실이 인정받는 것은 단순한 규모의 문제가 아니라, 시간과 반복이 만든 실력의 총합에 대한 정당한 결과이다.

IVF의 진짜 중심, 배양연구원의 손끝

진료실에서 난임의사는 전략을 설계한다. 난소와 자궁의 상태를 점검하고, 과배란 주사의 용량을 조절하며, 난자채취와 배아이식 시점을 계획한다. 그리고 직접 시술을 집도한다. 그러나 IVF의 실전은 진료실 밖, 배양실 안에서 조용히 진행된다. 난자와 정자가 만나 수정되고, 배아가 세포분열을 거쳐 이식 가능한 상태로 성장하기까지, 이 모든 결정적 과정은 배양실에서 벌어진다. 그리고 그 중심에는 언제나 배양연구원이 있다

시험관 아기 시술에서 전략을 세우는 사람은 의사지만, 생명을 직접 다루는 손은 배양연구원이다. 난자를 수정시키고, 배아로 키워내며, 이식 가능한 상태로 유지하는 모든 과정을 배양연구원이

해낸다. 진료실 밖, 배양실 안에서 조용히 생명을 지켜내는 이들의 손끝이야말로 IVF의 진짜 중심이며, 그 손끝의 정교함이 임신의 성패를 결정짓는다.

난자를 채취하면 곧바로 배양실로 이동한다. 정자 채취 후에도 마찬가지다. 수 시간 안에 수정이 유도되고 배아는 3일째, 5일째, 길게는 6일까지 자라며 수차례 평가받는다. 이 기간에 배양연구원은 배아 하나하나의 세포분열을 추적한다. 분열 속도, 핵의 대칭성, 세포질의 투명도, 형태의 균형, 그리고 부착력까지 모두 관찰 대상이다. 배양연구원은 배아를 등급이 아닌 가능성으로 읽는다.

경험 많은 연구원은 숫자에만 기대지 않는다. A등급 배아라고 해서 모두 건강하게 자라는 것은 아니고, B등급 배아라고 해서 모두 약한 것도 아니다. 표준화된 등급 외에도 분열 리듬, 세포 내 소기관의 배치, 미세한 파형의 흐름까지 직접 눈으로 수만 번 관찰해본 사람만이 이 배아는 살아남을 수 있겠다는 감각을 갖게 된다. 기계는 수치를 출력할 수 있지만, 감각은 손끝으로만 축적된다. 염색체 이상이 있는 배아인지 아닌지는 알 수 없지만, 배양연구원의 오랜 경험은 그 이상의 감을 잡아내고, 적중률은 경험에 비례한다.

이 숙련도의 차이는 분명히 병원마다 존재한다. 같은 환자가 병원을 옮겼을 뿐인데 수정률, 배아 발달 속도, 생존율이 달라진다. 그 차이는 난자나 정자의 질이 아니라, 배양액의 종류, 인큐베이터 세팅, 배아 관찰의 빈도와 시점, 하루 처리 건수, 연구원의 집중도 등 복합적인 요인에서 비롯된다. 결국 IVF의 격차는 진료실이 아니라 배양실에서 벌어진다.

예를 들어 미세수정(ICSI, Intracytoplasmic Sperm Injection)은 난자 세포 안으로 단 하나의 정자를 주입하는 고난도 기술이다. 표면적으로는 간단한 시술처럼 보일 수 있지만, 실제로는 미세한 바늘로 세포막을 천천히 관통해, 세포질 깊숙이 정자를 정확히 위치시키는 고감각 작업이다. 이때 연구원이 미숙하다면, 바늘의 위치나 힘 조절이 불안정해 세포막이 파열되거나, 세포질 내의 미토콘드리아, 방추사와 같은 핵심 구조물이 손상될 수 있다. 이렇게 손상된 난자는 수정이 되더라도 분열이 정상적으로 진행되지 않으며, 세포 수가 비대칭적이거나 속도가 느려지는 등 이상 패턴을 보이게 된다. 이로 인해 배아 등급은 낮아지고, 포배기까지 도달할 확률은 떨어지며, 결국 착상률과 임신 성공률이 하락한다.

그러나 의료소비자인 환자들은 이 모든 과정을 알지 못한다.

배양연구원의 이름도 얼굴도 모른 채, 진료실에서 의사의 설명만 듣는다. 하지만 현실은 그 반대다. 의사가 "이식합시다"라고 말할 수 있는 이유는 배양연구원이 그 배아를 며칠 전부터 지켜보고, 분열을 추적하고, 그 결과를 기록해두었기 때문이다. 배양실이 흔들리면 IVF의 전 과정이 흔들린다.

그래서 경험 많은 난임의사일수록 한결같이 말한다. "나는 배양팀에게 늘 빚지고 있습니다." 그것은 겸손이 아니라 진심이다. 의사의 전략이 아무리 정교해도, 배아가 배양 중 무너지면 이식은 불가능하다. IVF는 실력이 아니라 팀워크로 완성되는 의학이며, 배양연구원은 그 팀의 심장이다. 조용한 공간에서 묵묵히 생명을 설계하는 손, 그 손이 IVF의 마지막 관문을 지키고 있다.

PGT,
정밀한 기술이나
해답은 아니다

IVF에서 PGT(Preimplantation Genetic Testing, 착상 전 유전자 검사)는 점점 더 자주 언급되는 기술이다. 배아의 유전적 이상 여부를 이식 전에 선별할 수 있다는 점에서 매력적이고, 특히 반복 유산이나 착상 실패를 겪은 이들에게는 하나의 돌파구처럼 느껴지기도 한다. 기술 역시 정교해져 이제는 배아의 일부 세포만을 떼어 유전 정보를 분석할 수 있는 시대가 되었다.

겉보기엔 이보다 더 합리적인 선택도 없어 보인다. 실패가 거듭될수록 '도대체 뭐가 문제일까'라는 질문은 깊어지고, 그 답이 '배아의 질'에 있다고 설명될 때, PGT는 거의 유일한 해답처럼 제시

된다. 의사는 "정상 배아만 골라내면 확률이 높아집니다"라고 말하고, 환자는 "이젠 실패하고 싶지 않다"는 절박함으로 비용을 감수하고 검사를 선택한다. 실제로 유산율이 낮아졌다는 통계도 있고, PGT를 통해 임신에 성공한 사례도 분명히 존재한다.

그러나 이 기술이 모든 것을 해결해주는 만능 도구는 아니다. 가장 먼저 짚어야 할 점은, 이 검사가 배아에 직접적 손상을 줄 수 있는 절차라는 사실이다. PGT는 포배기(5~6일차)까지 성장한 배아에서 일부 세포를 떼어내 유전 분석을 하는 방식인데, 이 과정에서 성장 속도가 느린 배아는 검사 대상에서 탈락하거나, 세포 채취 자체로 생존률이 떨어질 수 있다. 레이저 절개, 세포 분리, 냉동·해동 과정에서의 미세 손상도 무시할 수 없으며, 모든 배아가 이 과정을 견디는 건 아니다.

검사 결과의 해석에도 함정이 있다. 분석에 사용하는 세포 몇 개가 전체 배아의 상태를 온전히 대표하지 못하는 경우가 있으며, 특히 정상 세포와 비정상 세포가 섞여 있는 '모자이크 배아'는 진단 자체가 애매하다. '이상 있음'으로 분류된 배아가 실제로는 건강한 아이로 이어지는 사례도 있고, 반대로 '정상'으로 판정된 배아가 착상에 실패하거나 유산으로 이어지는 경우도 적지 않다. 결과는 과학이지만, 해석은 여전히 확률의 언어로 남는다.

PGT에는 여러 유형이 있다. 그중 가장 널리 쓰이는 것이 PGT-A와 PGT-SR이다. PGT-A는 염색체 수의 이상을 선별하는 검사로, 다운증후군처럼 염색체가 하나 더 많거나 적은 상태를 진단한다. 이론상 가장 '정상'에 가까운 배아를 고를 수 있어 보이지만, 수치가 정상이더라도 생명력과 착상력까지 보장되지는 않는다. 더 큰 문제는, 이 검사를 통해 모든 배아가 '이식 부적합'으로 판정되는 경우도 있다는 것이다. 절대적이지 않은 결과에 따라 이식을 포기하게 되는 상황은 환자에게 큰 심리적 충격을 남긴다.

PGT-SR은 염색체 구조 이상을 진단하는 검사로, 주로 부모 중 한 명이 전좌나 재배열을 가진 경우에 시행된다. 이 경우 생성되는 배아의 상당수가 비정상으로 분류되어 이식 불가 판정을 받을 수 있으며, 일부는 '판독 불가'라는 모호한 결과가 나오기도 한다. 구조 이상이 있다는 이유만으로 수많은 배아가 버려지고, 남은 선택지조차 불확실한 상태에서 임상적 결정이 요구되는 이 상황은 의학적으로도, 윤리적으로도 부담이 큰 영역이다.

무엇보다 이 과정에는 시간과 비용의 부담이 수반된다. 배아를 배반포까지 배양하고, 세포를 채취해 분석 기관에 보내야 하며, 결과가 나올 때까지 냉동 보관한 뒤 다시 해동·이식하는 절차까지 이어진다. 검사 가능한 배아가 적은 경우, 그마저도 '이식 불가' 판정이 나오면 시도조차 해보지 못한 채 절망을 마주하게 된다. 선택지가 많은 사람에겐 이 기술이 기회일 수 있지만, 선택지가 적은 사람에겐 오히려 기회 자체를 줄이는 역설적 결과를 낳기도 한다.

PGT는 분명히 뛰어난 기술이다. 하지만 그 유용성은 언제나 '개별 환자의 맥락 속에서' 판단되어야 한다. 반복된 착상 실패 후 유전적 원인을 배제할 필요가 있을 때, 그리고 배아 수가 충분해 선별이 가능한 조건에서라면, 이 검사는 강력한 도구가 된다. 그러나 배아가 1~2개뿐인 환자에게 일괄적으로 권유될 경우, 그 기술은 전략이 아닌 도박이 된다.

임신은 수치와 검사 결과로만 결정되는 과정이 아니다. PGT는 임신이라는 퍼즐의 한 조각을 보여주는 도구일 뿐이며, 그 조각 하나에 실패의 원인을 단정하거나, 과도한 기대를 실어버릴 위험은 언제나 존재한다. 치료는 전체 흐름 속에서 방향을 잡아야 하고, 어떤 기술도 전략 없이 쓰일 때는 오히려 발목을 잡을 수 있다.

PGT는 의미 있는 기술이다. 필요한 사람에겐 분명 강력한 도구다. 그러나 그 기술을 '기준'이 아니라 '도움'으로 받아들이는 순간, IVF는 비로소 한 걸음 더 현실에 가까운 길을 찾아 나아갈 수 있다.

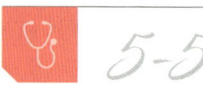

공배양이 꾸준히 주목받는 이유

배아가 자란다는 건 단지 시간을 두는 일이 아니다. 생명은 언제나 환경과 상호작용하며 성장한다. IVF에서 배아가 놓이는 배양 환경 역시 마찬가지다. 일반적으로는 하나의 배양액으로 배아를 키우는 '일반배양(single culture)'이 표준처럼 사용되어 왔다. 균질하고, 기술적으로 통제 가능하며, 대량 처리에 적합한 방식이기 때문이다. 그러나 기술이 정점을 향해 갈수록, 배양실 안에서는 조금 다른 방식에 대한 관심이 다시금 살아나고 있다. 그 이름은 바로 공배양(co-culture)이다.

공배양이란 말 그대로 '함께 키운다'는 뜻이다. 배아만을 인공배양액에 두는 것이 아니라, 자궁 상피세포나 환자의 유래세포 등과 함께 키우는 방식이다. 생식세포는 스스로 분비한 신호에만 반응하지 않는다. 주변 세포들이 내보내는 신호, 상호작용하는 물질에도 민감하게 반응한다. 실제 자연 상태에서 난자와 정자는 단독으로 존재하지 않는다. 난자를 둘러싼 난포액, 난구세포, 정자를 유인하는 생리활성물질들은 과학이 아직 모두 규명하지 못한 복합적인 신호망 안에서 작동한다.

공배양은 이 자연 환경을 가능한 한 재현하려는 시도다. 일반배양이 '기계적으로 완성된 공간'이라면, 공배양은 살아 있는 조직처럼 반응하는 공간을 만든다. 체내와 최대한 유사한 조건을 구현함으로써, 배아에게 가장 자연스러운 생존 환경을 제공하려는 것이다. 특히 예민한 난자나 활력이 떨어진 배아에서는 이러한 접근이 생명력 회복의 실마리가 될 수 있다.

물론 일반배양은 효율적이다. 공정하고 통제 가능하며, 연구원의 작업 부담이 적다. 그러나 생명은 항상 효율만을 따르지 않는다. 공배양은 느리고 복잡하며, 오염 가능성도 높다. 배양실 입장에선 번거롭고, 관리 리스크도 크다. 하지만 생명을 눈앞에서 마주한 사람들은 안다. 한 번 멈췄던 배아가 공배양 위에서 다시 분열을 시작할 때, 그것은 과학이라기보다 감동에 가까운 경험이라는 것을. 마치 '자연의 손길'이 배양실 안으로 들어온 듯한 순간을 경험한 연구원은, 다시 그 방식을 쉽게 포기할 수 없다.

실제로 형태가 불분명하거나 분열이 멈췄던 배아가 공배양 환경에서 다시 살아나는 모습을 본 연구원들은 말한다. 배아는 숫자나 등급 이전에 '살 수 있는 환경'을 먼저 요구한다고. IVF가 점점 정밀해지고 디지털화되는 이 시대에도, 인간적인 방식으로 회귀해야 한다는 직관이 있다면, 그 중심에는 공배양이라는 방식이 존재한다.

다만 공배양은 누구나 쉽게 도입할 수 있는 기술이 아니다. 살아 있는 이종세포(autologous라 해도 자궁 유래 세포)의 사용은 감염 위험을 동반하며, 한 번의 오염으로 배아 전체를 폐기해야 할 수도 있다. 이는 연구원의 책임 부담으로 이어지며, 실제로 공배양을 시도하는 실험실은 많지 않다. 이 기술은 경험이 축적된 숙련된 배양팀만이 감당할 수 있는 고위험·고정밀 영역에 가깝다.

게다가 최근에는 타임랩스 인큐베이터, AI 기반 배아 선별 시스템, 고성능 합성배양액이 발전하면서, 공배양 없이도 배아의 질이 향상되고 있다. 그러니 실용성만 놓고 보면, 높은 노동 강도와 감염 리스크를 감수하면서까지 공배양을 유지해야 할 이유는 줄어든 듯 보인다. 실제로 많은 배양실은 고효율 시스템을 선호하며, 공배양은 점점 '비주류 기술'처럼 밀려나고 있다.

그럼에도 공배양이 다시 조명되는 이유는 단 하나다. 그 방식이 배아에게 가장 가깝게 '살 수 있는 환경'을 만들어주기 때문이다. IVF는 기술을 쌓아가는 여정이기도 하지만, 동시에 생명과 닮아가는 과정이기도 하다. 공배양은 그 회귀의 한 복판에 있는 방식이며, 생명력을 다 잃었다고 여겼던 배아가 다시 살아나는 순간을 본 사람에게는, 단순한 선택지가 아니라 끝까지 붙들어야 할 마지막 감각일 수 있다.

공배양은 경험이 부족하다면 위험 부담이 크며, 시간과 인력이 많이 든다. 하지만 일반배양으로 거듭 실패하고 있다면, 공배양을 오랫동안 실천해온 센터를 찾아보는 것도 성공을 위한 능동적 전략이 될 수 있다. IVF는 더 복잡해지고 있지만, 동시에 더 인간적인 방식으로 되돌아가고 있다. 그 되돌아가는 길 위에, 공배양이 있다.

5. IVF의 심장, 배양기술

나의 아가야, 잘 있니?
미안해

"나의 아가야, 잘 자라고 있니?"

혼잣말처럼 새어 나온 이 한마디는 어느 배양연구원의 말이었다. 그것은 과학자의 언어가 아니라, 어쩌면 부모의 속삭임에 가까웠다.

섭씨 37도, 이산화탄소 농도 5%, 습도 90%. 인큐베이터 안의 세상은 인간 생식의 섬세한 조건을 그대로 흉내 낸다. 그러나 이 작은 세계에서 오차 0.1도는 생사의 갈림길이 된다. 연구원은 마치 생명을 품은 연금술사처럼, 기술과 감각 사이를 긴장감 있게 오간다.

세포는 조용히 나뉘고, 다시 나뉜다. 그러다 멈추는 배아도 있다. 생명이라는 이름으로 시작했으나, 더는 나아가지 못한 존재들. 그들은 숫자로 분류되고, 순서대로 배양되며, 일정에 따라 평가된다. 이곳은 생명이 자라는 곳이자, 조용히 사라지는 공간이다.

누군가는 이 공간에서 자식으로 태어나겠지만, 훨씬 더 많은 생식세포들은 아무도 모르게 떠나간다. 이식되지 못한 배아, 수정되지 않은 난자, 동결되지 않은 정자들은 '폐기'라는 이름 아래 목록에 올라간다. 배양연구원에게 그 일은 단순한 정리 업무가 아니다. 조용한 작별 인사에 가깝다.

그들은 알고 있다, 기대가 끝으로 이어질 수 있다는 것을. 세포막이 주름지고, 형태가 흐트러지는 그 찰나를 눈보다 손끝이 먼저 느낀다. 그리고 판단이 끝난 배아를, 조심스럽게 폐기용 튜브로 옮긴다. 아무 말도 없지만, 그 장면에는 언제나 멈칫하는 순간이 있다. 깊은 숨을 내쉬고, 한참을 그대로 앉아 있는 밤도 있다.

기준은 정해져 있고, 절차는 명확하다. 그러나 마음은 언제나 명확하지 않다. '정말 가능성이 없었을까', '그 판단은 옳았을까'라는 질문이 늘 뒤따르지만, 대답은 없다. 기술은 완벽하지 않고, 생명은 예측을 벗어나며, 이곳은 언제나 불확실한 희망과 정해진 프로토콜 사이를 걷는다.

그래서 그들은 슬퍼하지 않지만, 잊지도 않는다. 생명의 시작과 끝을 매일 맞이하는 직업이기에 감정은 스스로 숨기고, 감각은 더욱 예민하게 남겨둔다. 그 조용한 손끝 하나하나가 IVF라는 과학을 윤리로 연결하고 있는 것이다.

생명은 이름이 붙기 전부터 의미를 가진다. 그리고 그 의미를 가장 오래 기억하는 사람은 어쩌면 의사가 아니라 배양연구원일지 모른다. 오늘도 그들은 아무도 모르게 생명을 살리고, 또 보내며, 하루를 정리한다. 그리고 다음 날 아침, 또 한 번의 시작을 준비한다.

필자가 만난 한 연구원은 이렇게 말했다.

"환자의 얼굴은 몰라요. 하지만 배아는 기억해요. 절박하게 바라보다가, 끝내 멈추던 순간을요. 폐경이 다가오기 직전 어렵게 얻은 두 개의 난자였고, 그날 밤엔 정말 아무것도 먹고 싶지 않았어요. 그 배아를 다시 보고 싶었지만, 그녀는 더는 IVF를 하지 않겠다고 했다고 하네요."

5. IVF의 심장, 배양기술

멈춘 배아를 붙드는 손,
생명이 감각으로 구해질까?

세포분열을 멈춘 배아를 마주했을 때, 배양연구원은 두 가지를 동시에 떠올린다. '이 배아는 이미 끝난 것일까?' 그리고 '혹시 지금이라도 살릴 수 있을까?' 현미경 아래의 배아는 더 이상 나뉘지 않고, 정지한 채 몇 시간째 고요하다. 그 고요함 속에서 배양실은 긴장으로 가득 차 있다. 죽어가는 배아를 되살릴 수 있는가? IVF 최전선의 질문이 시작된다.

세포분열의 정지는 보통 3일차 또는 5일차 무렵, 어느 시점에서든 감지될 수 있다. 세포 수가 늘지 않고, 세포질이 혼탁해지며, 세포막이 수축하는 신호가 보이면, 배아는 생존 한계에 진입했을 가능성이 높다. 그 순간, 배양연구원이 할 수 있는 일이 분명 있다. 배양액의 조성을 조정하고, 인큐베이터 위치를 바꾸며, 스트레스를 줄이기 위해 관찰을 중단하고 조용히 '놓아두는 것'. 이는 치료가 아니라 회복을 유도하는, 환경의 재설계다.

일부 병원은 분열 정지 배아를 위해 별도의 '회복 배양액'을 사용하기도 한다. 대사 속도가 낮은 배아에는 에너지원을 바꾼 배양액을 적용하고, 배아가 반응할 시간을 더 주는 '지연 전략'을 선택한다. 성공률은 낮지만, 성공한 배아는 전혀 다른 생명력을 보여준다. 하루 전까지 생명을 잃었다고 판단했던 배아가, 다음날 새벽 다시 나뉘는 순간은, 배양실의 가장 조용하면서도 가장 극적인 장면 중 하나다.

이런 결정을 내리는 건 오직 숙련된 배양연구원이다. 분열 정지인지 일시적 정체인지, 생존 가능성이 남아 있는지를 기계가 아니라 사람의 감각으로 판단해야 하기 때문이다. 정해진 기준은 없다. 배아의 색, 질감, 분열 간격, 형태의 여운 같은 수많은 변수들이 손끝의 기억으로 통합된다. 그 판단은 결국, '기다릴 줄 아는 사람'의 감각에서 시작된다.

문제는 병원마다 이 '기다림'에 대한 철학이 다르다는 점이다. 어떤 배양실은 기준 시점까지 분열이 없으면 바로 폐기하고, 어떤 곳은 하루를 더 준다. 어떤 연구원은 12시간을, 어떤 곳은 6시간단위로 관찰하고 결론을 내린다. 그 '기다림의 길이'는 병원의 생명 해석 철학을 말해준다. 기술과 장비는 같을지라도, 배아 앞에서 멈춰주는 시간은 병원마다 다르다.

죽어가는 배아를 살릴 수 있느냐는 단순한 의학 문제가 아니다. 그것은 기술, 감각, 환경, 그리고 철학이 동시에 작동해야 가능한 일이다. 불가능한 건 아니다. 그러나 조건이 있다. 끝까지 판단을 유보하고, 한 번 더 바라보고, 한 번 더 기다릴 줄 아는 배양실이어야만 가능하다.

난임의사가 아무리 정교한 전략을 짜도, 배아가 분열을 멈추는 순간 더는 할 수 있는 일이 없다. 그때 생명을 놓지 않는 사람은, 진료실 밖 조용한 실험대 앞에 앉은 배양연구원이다. 생명을 살리는 기술은 그들의 손끝에서 결정된다. 그리고 그 결단은 매일같이, 조용하지만 치열하게 내려진다.

그래서 IVF의 마지막 희망은 언제나 현미경 앞에 앉은 단 한 사람에게 달려 있다. 생명은 수치가 아니라 감각으로 구해질 수 있다는 사실을, 우리는 그 조용한 손끝에서 다시 배운다.

더 깊이 있게 설명하자면 이러하다. 건강한 정자와 난자가 수정되었다는 말을 들었지만, 배아가 5일까지 버티지 못하고 멈춘다면, 환자는 혼란스럽고 자책감에 빠지기 쉽다. 하지만 이 단계에서 멈추는 데는 분명한 이유들이 있다.

첫째, 배아 자체의 질이 낮은 경우다. 비정상 수정이나 비정상적인 분열이 이뤄지면 배아는 초기에 자체 정지 신호를 보낸다.

둘째, 정자나 난자 어느 한쪽, 혹은 양쪽에서 유래한 염색체 이상이 문제다. DNA 손상이나 염색체 수 불일치, 유전자 복제의 오류, 유전자 발현 이상 등은 배아의 발달을 멈추게 한다.

셋째, 난자의 에너지 공장이라 할 수 있는 미토콘드리아 기능이 저하된 경우도 원인이다. 특히 폐경에 가까운 극심한 난소기능 저하(극난저) 여성의 난자에서는 세포분열에 필요한 에너지를 충분히 공급하지 못할 수 있다.

이 외에도 체외 배양환경 자체가 배아에게 스트레스가 되는 경우도 있다. 사람의 자궁 안과는 달리 체외 배양 환경은 pH, 온도, 이온 농도 등 수많은 변수가 존재하며, 이 미세한 조건 하나하나가 배아의 생존 여부를 결정짓는다.

문제는 여기서 끝나지 않는다. 배양액의 질과 배양기의 세팅도 중요하지만, 배양연구원의 기술력과 숙련도는 더 결정적인 요소가 된다. 미세수정 과정에서 난자가 손상될 수 있고, 배양기 사용의 섬세함이 떨어지면 초기 생명은 조용히 멈춰버린다. 정자 선택, 세포관찰, 시간별 배양 환경 조절 등 모든 과정에서 '경험'이 곧 '생존율'을 좌우한다.

그래서 "난자가 안 좋은데 병원을 옮긴다고 될까?"라고 묻는 분들에게는 이렇게 말하고 싶다. 그렇기 때문에 더욱 경험이 축적된 병원을 선택해야 한다고. 언제 어떤 사이클에서라도 건강한 난자와 정자가 만나는 순간은 분명 존재할 수 있다. 다, 그 소중한 찰나가 미숙한 배양기술로 인해 놓쳐서는 안 되기 때문이다.

만약 여러 차례 IVF 시도에도 계속 배아가 분열을 멈춘다면, 이제는 내 몸만이 아니라 '배양 환경'과 '사람'의 문제를 돌아볼 때다. 다른 병원으로 바꾸거나, 기분이 달라질 정도로 의사와 팀을 바꿔보는 것도 방법이다. IVF는 기술이지만, 정서와 환경이 만들어내는 예민한 과정이기도 하다. 결국 생명은 수치로 계산되지 않고, 정성과 기술이 만날 때 비로소 깨어나기 때문이다.

배양실이 요구하는 단 하나의 태도, '평정'

배양실은 마치 절간처럼 조용하다. 말소리도 기계음도 없이, 하루 종일 숨죽인 긴장만이 감돈다. 그곳에는 현미경 하나, 수십 개의 배양접시, 그리고 단 한 명의 배양연구원이 있다. 그가 들여다보는 건 단순한 세포가 아니다. 0.1mm짜리 인간 생명의 시작, 그 여린 씨앗을 직접 손끝으로 다루는 사람이다.

이 생식세포 배양이라는 일을 오래, 잘 해내는 사람들의 공통점은 예상보다 분명하다. 요약하자면, 세상일에 크게 흔들리지 않는 사람들이다. 감정의 진폭이 크지 않고, 외부 자극에도 쉽게 동요하지 않으며, 덜렁거리거나 산만하지 않고, 언제나 조용하고 무던한 성향을 가진다. 배양연구원에게 가장 적합한 기질은 바로 그런 '평정'이다.

왜일까? 배양연구원의 하루는 현미경 앞에서의 고요한 집중으로 채워진다. 몇 시간씩 한 자세로 앉아, 100배로 확대된 배아의 미세한 변화를 들여다본다. 손끝의 압력은 늘 일정해야 하고, 시야는 흔들려선 안 된다. 실수는 단 한 번으로 충분하며, 그 한 번이 생명을 잃게 만든다. 감정이 얼굴을 넘어 손끝으로 전해지는 순간, 그 손은 더 이상 믿을 수 없는 손이 된다.

배양실은 극도의 반복과 극도의 집중이 공존하는 공간이다. 매일 같은 온도, 같은 습도, 같은 순서로 정자와 난자를 다루고, 같은 시각에 배아를 관찰한다. 이 루틴은 단조로운 작업이 아니라, 정교하게 설계된 생명의 리듬이다. 그 리듬을 지켜낼 사람이어야만 배양실에 남을 수 있다. 하루의 감정 기복, 외부의 자극, 동료의 말, 나의 기분 같은 사소한 변화조차 손끝에 영향을 주는 사람이라면, 이 공간에서 오래 버티기 어렵다.

무엇보다 중요한 것은, 배양연구원은 감정을 담아선 안 되는 직업이라는 점이다. 배아는 예측대로 자라지 않기도 하고, 전날까지 멀쩡하던 세포가 하루 아침에 멈추기도 한다. 그 순간에도 조급함도, 기대도, 실망도 손끝에 실려선 안 된다. 언제나 같은 속도, 같은 시선, 같은 판단을 유지할 수 있어야 한다. 생명 앞에서 흥분하지 않고, 실망에 빠지지 않는 차분한 태도는 단순한 기질이 아니라, 이 일을 견뎌낼 수 있는 유일한 자세다.

그래서 배양연구원으로 오래 남는 사람은 조용한 사람이다. 낯가림이 있는 사람, 필요 이상의 말을 하지 않는 사람, 감정이 얕지 않은 사람, 이들은 소리 없이 생명을 읽어낸다. 무던함은 무감각이 아니며, 무심함은 냉정함이 아니다. 그것은 오히려 생명을 다루는 사람의 내면이 유지해야 할 가장 깊은 품격이다.

한 유명 난임클리닉의 수석 연구원이 들려준 일화가 있다. "한번은 책임 연구원이 근무 중 가족의 비보를 들었습니다. 누구라도 울어야 마땅한 순간이었지만, 그녀는 차분하게 업무를 마쳤어요. 흥분하지도, 무너지지도 않았죠. 현미경 앞에서 감정에 휘둘릴 수 없다는 걸, 그녀는 너무 잘 알고 있었습니다." 그날 그녀가 다뤘던 배아는 이식 후 임신에 성공했다. 그 결과가 단순한 우연인지, 평정된 손끝의 성과인지는 누구도 알 수 없다. 그러나 생명이라는 가능성 앞에서 흔들리지 않는 태도야말로 가장 정교한 실력일 수 있다.

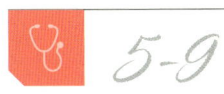

생명은 숫자보다 관대하다

난임의사의 양심에 묻고 싶다. "PGT 생검에서 '이식 불가' 판정을 받은 배아는 과연 모두 생명력이 없는 것입니까?" 검사 결과지를 받아든 환자들은 단 한 줄, '이 배아는 이식할 수 없습니다'라는 문장 앞에서 희망을 접는다. 정자와 만나 어렵게 자라온 세포였고, 어쩌면 인생에 단 한 번 생긴 배아였을 수도 있지만, 결과는 그 모든 과정을 단호하게 정리한다. '이식 불가.' 지나치게 단순한 그 표현 앞에서, 냉동고 안의 배아는 폐기 대상으로 바뀐다.

그러나 단도직입적으로 말하자면, 사실 우리는 잘 모른다. 냉정하게 말해, '이상 있음'으로 나온 배아가 반드시 생명력을 잃은 것은 아니다. 통계적으로 명백한 염색체 이상 배아일 수 있지만, 착상률이 낮고 유산 위험이 크다는 경향 즉 '이상 있음'으로 분류된 배아를 이식해 건강한 아기를 출산한 사례는 세계적으로 꾸준히 보고되고 있다. 특히 모자이크 배아의 경우, 검사된 일부 세포에만 염색체 이상이 있을 가능성이 있고, 실제로는 자가 정정 능력을 통해 정상으로 회복되는 경우도 있다. 검사는 배아 일부의 정보를 가지고 전체를 예측하는 방식인데, 그 일부가 전체를 정확히 대변한다고 단정할 수는 없다.

의사는 말한다. "이렇게 염색체 이상이 많은데, 일반 IVF로 어떻게 임신이 되겠느냐"고. 일부는 맞는 말이지만, 상당 부분은 틀린 말이기도 하다. 본래 인체는 한 주기에 단 하나의 우세 난자에 자원을 집중시킨다. 가장 건강한 난자 1개만 배란으로 선택이 되면, 나머지 난포는 자연스럽게 퇴장한다. 자연은 '선택과 집중'의 원칙을 따른다. IVF의 과배란은 이 흐름을 거스른다. 여러 난포에 동시에 성장 자극을 주고, 본래라면 사라졌을 난자들까지 불러올린다. 생리학적으로는 비정상이지만, 임신 가능성을 높이기 위한 전략이다. 생명은 집중의 결과로 태어나지만, IVF는 분산과 확률 속에서 가능성을 만든다.

여성의 나이가 많아질수록 배아의 염색체 이상률은 가파르게 증가한다. 30세 이하에선 약 25%, 35세가 되면 40%, 37세는 절반 이상, 40세는 약 65%, 42세를 넘기면 70% 이상이 유전적으로 이상을 보인다. 45세를 넘기면 90% 이상의 배아가 '이식 부적합'으로 분류된다. 이 수치는 과학이지만, 동시에 현실이다.

그럼에도 불구하고 고령 여성들이 일반 IVF나 자연임신을 통해 건강한 아이를 출산하는 사례는 적지 않다. PGT를 신봉하는 사람에게 묻고 싶다. 그 아이들은 어떻게 태어났는가. 그 답은 인체가 가진 정교하고도 역동적인 생식 시스템, 그리고 수치로 환산할 수 없는 생명의 자기 선별 능력에 있다고 나는 믿는다.

염색체 이상이 있는 배아는 여간해서는 착상하기가 어렵다. 자궁내막은 무조건 배아를 받아들이지 않는다. 배아의 상태를 '읽고' 선택하는 생물학적 필터가 존재한다. 유전적 결함이 크면 착상이 되지 않거나, 착상되더라도 조기에 유산되는 경우가 많다. 자연임신이든 시험관이든, 인체는 스스로 걸러내는 능력을 갖고 있다.

그렇다면 '이상 있음' 배아는 무조건 포기해야 하는가? 물론 아니다. PGT는 유용한 정보를 제공한다. 그러나 그 정보를 가지고 '정상/비정상', '이식 가능/불가능'이라는 이분법으로 모든 생명을 나누기 시작하는 순간, IVF는 생명이 아닌 기술로 전락한다. 배아가 하나뿐인 환자, 반복 채취가 어려운 환자에게 '이식조차 해보지 않는 선택'은 기술에 기대는 것이 아니라, 생명 가능성을 스스로 닫아버리는 결정일 수 있다.

배아의 운명은 검사 결과 한 줄로 단정 지을 수 없다. 착상과 유산의 리스크는 언제나 존재하지만, 그마저도 '시도'를 통해서만 알 수 있다. 특히 고령, 난소기능저하 상태에 있는 여성이라면, 일반 IVF로 얻은 배아라도 시도해보는 것 자체가 전략이자 기회가 될 수 있다. 자연은 기계보다 정밀하고, 숫자보다 관대하다.

난임의사라면 단 한 번이라도, 절망 속에 있는 고령의 환자 입장에서 다시 생각해봐야 한다. PGT 검사에서 '이식불가' 판정을 받은 배아는 폐기 대상이 된다. 의사는 "다음 시도에서 정상 배아를 만들어보자"고 말할 수 있지만, 환자에겐 그 '다음'이 없을 수도 있다. 그 한 번이 마지막일 수 있다. 그 배아가 생명일지, 아닐지는 시도조차 하지 않으면 영영 알 수 없는 것이다. 생명보다 수치를 앞세우는 IVF의 현실 앞에서, 우리가 무엇을 잃고 있는지를 잊지 말아야 한다.

PGT는 분명 발전된 최신 기술이다. 반복 실패의 원인을 분석하고 전략을 조정하는 데 중요한 도구다. 그러나 그것은 어디까지나 선택의 의학이어야 하며, 필수나 조건이 되어서는 안 된다. 생명을 선별하는 기술일수록, 생명에 대한 태도는 더욱 신중해야 한다. 수치로 설명되지 않는 회복력과 가능성이 존재한다는 사실을, 의사가 먼저 고백해야 한다.

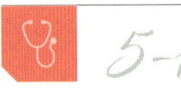

5. IVF의 심장, 배양기술

5-10 생명은 스스로 태어난다

　　현미경 아래, 정자와 난자가 만나는 그 순간은 놀랍도록 조용하다. 소리도 없고, 빛도 없으며, 감정조차 개입하지 않는다. 하나의 점이 다른 하나를 향해 나아가고, 그 둘이 닿아 무언가를 이룬다. 그 장면을 우리는 '수정'이라 부른다. 그러나 정작 무슨 일이 벌어졌는지 정확히 아는 사람은 아무도 없다. 정답은 오직, 그 안으로 들어간 정자와 그것을 받아들인 난자만이 알고 있다.

　　배양연구원은 누구보다 가까이에서 그 장면을 매일 목격한다. 그러나 아이러니하게도, 그 누구보다 '우리가 얼마나 모르는지를 아는 사람' 역시 그들이다. 수정 조건은 완벽하게 갖췄다. 정자의 농도, 난자의 성숙도, 배양액의 조성, 온도와 습도, 시술 타이밍까지 모든 것이 기준에 부합했다. 그런데도 어떤 날은 아무도 수정되지 않고, 어떤 날은 거의 모든 난자가 반응한다. 똑같은 정자, 똑같은 난자, 똑같은 기술과 연구원인데도 말이다.

더 놀라운 순간은 따로 있다. 실제 난임 클리닉 배양실이 아니라 연구목적 배양실에서의 이야기다. 정자와 난자를 함께 두었는데 아무런 반응이 없다가, 다른 정자를 사용하자마자 난자가 수정되는 경우가 있다. 반대로, 특정 정자 앞에서만 난자가 마치 기다렸다는 듯 반응하는 경우도 있다. 겉보기에는 모두 정상이었고, 기술도 완벽하게 적용되었다. 하지만 서로가 서로를 받아들이지 않았다는 결과만이 남는다. 이 불가해한 거부감 속엔, 과학으로는 아직 다 설명할 수 없는 생명의 언어가 존재한다.

기자는 배양실 한쪽에서 이런 이야기를 들었다. "수정은 계산으로 되는 일이 아닙니다. 때로는 기도처럼 느껴질 때가 있어요." 연구원의 목소리는 낮았지만, 그 안엔 수천 번의 시도와 실패가 쌓여 있었다. 그는 덧붙였다. "어떤 난자는 아무리 좋아 보여도 절대 받아들이지 않고, 반대로 기준보다 떨어지는 정자임에도 놀랍게 받아들이는 경우도 있어요." 누가 선택하고, 누가 받아들이는가, 그건 생명만이 아는 기준이고 규칙이다.

나와 맞는 난임의사 찾기

ICSI(Intracytoplasmic Sperm Injection, 세포질 내 정자 주입)라는 기술이 있다. 정자를 유리 바늘로 난자 안에 직접 넣는 고도 미세조작 기술이다. 기술적으로는 정자가 난자 안으로 주입되었을지 몰라도, 그 이후 배아가 자랄지 아닐지는 누구도 확신할 수 없다. 그건 기계도, 연구원도, 의사도 모른다. 그래서 어떤 배양연구원은 속으로 이렇게 중얼거린다고 한다. "밀어내지 말고, 제발 받아들여 줘."

IVF의 세계는 기술의 최전선이면서 동시에 철학의 최후선에 놓여 있다. 우리는 생명을 만든다고 말하지만, 정작 그 생명이 열릴지 닫힐지는 정자와 난자만이 안다. 배양연구원은 매일 그 문 앞에서 기다린다. 그리고 우리는 그 기다림의 결과만을 보고 '성공' 혹은 '실패'라고 말한다.

IVF는 생명을 만드는 기술이 아니다. 생명은 스스로 태어난다. 정자와 난자가 서로를 받아들이고, 결합하고, 성장하기로 '결정'할 때 비로소 생명은 열린다. 그리고 그 말 없는 의사결정의 순간을 가장 가까이에서 지켜보는 사람이 바로 배양연구원이다.

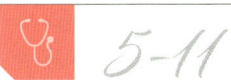

5. IVF의 심장, 배양기술

생명을 읽는 손,
배양연구원이라는
조용한 숙련자

현미경 아래, 0.1mm 크기의 생명 씨앗이 움직인다. 온도 37도, 습도 90%, 이산화탄소 6%. 사람이 만든 인공 자궁 환경에서 배아는 천천히 자라고, 때로는 조용히 멈춘다. 이 모든 미세한 변화를 몇 초 간격으로 읽어내는 사람이 바로 배양연구원이다.

누구나 배양실에 입문할 수는 있지만, 누구나 믿을 수 있는 연구원이 되는 것은 아니다. 그건 책으로 배울 수 없는 기술이며, 시간과 반복, 실패와 복기의 누적으로 다듬어진 실전 감각이다. 그 훈련은 어디에서 이루어지는가? 정답은 명확하다. 사람의 생식 세포를 다루는 현장은 난임 병원뿐이다. 어떤 대학 실험실도, 어떤 제약회사도 반복적으로 인간의 난자와 정자를 다루지는 않는다. 생명공학을 전공한 사람일지라도, 난임 병원의 배양실에 들어선 그 순간부터 비로소 진짜 생명 공부가 시작된다.

현장에서 '시니어 연구원'이라 불리는 이들은 보통 20년차 이상이다. 그러나 단순히 20년을 채웠다고 해서 누구나 숙련자가 되는 것은 아니다. 하루에 1~2건의 시술을 수행하는 병원과, 하루 수십 건을 수행하는 고밀도 배양실은 실전의 강도가 다르다. 진짜 기준은 연차가 아니라, 얼마나 많은 생식세포로 생명을 직접 다뤄봤는가에 있다.

실제로 난자 세포 난자와 정자의 선발, 내 정자 주입(ICSI), 배아 탈피보조(Hatching), 체외 배양, 냉동 및 해동 기술은 매뉴얼로 익힐 수 없다. 정해진 온도와 시간보다 더 중요한 것은 손끝의 감각이고, 미세한 압력 조절과 타이밍에 대한 직관이다. 이 감각은 반복된 수기 경험을 통해서만 축적된다. 그래서 시니어 연구원이라 불리려면, 수만 건의 배아를 직접 다뤄본 경험과, 수년간 매일 배양실에 들어간 손이라는 전제가 필요하다.

진짜 숙련자는 단지 기술자에 그치지 않는다. 무엇보다 중요한 것은 판단력이다. 어떤 배아는 오늘 폐기해야 하고, 어떤 배아는 내일까지 기다려야 한다. 세포가 탁해졌는지, 분열이 느릴 뿐인지,

핵이 비대칭인지, 이 모든 판단은 단지 수치가 아니라, 축적된 감각 위에서 이루어진다. AI도, 자동화된 시스템도 이 결정을 대신할 수 없다. 생명은 기계가 아닌 사람의 눈과 손으로 최종 판단된다. 생명을 다루는 배양연구원의 진짜 실력은 '기술의 숙련'이 아니라, '판단의 훈련'에서 나온다.

배양실은 소리도, 말도, 실수도 없는 조용한 공간이다. 하지만 그 안에서는 하루에도 수백 개의 배아가 태어나고 멈추고, 보존되고 때로는 포기된다. 그 순간마다 끝까지 생명을 붙잡고 놓지 않는 손… 그 손이 바로 시니어 배양연구원의 손이다. 진료실에서 결정된 전략은 배양실의 기술 없이는 실현되지 않는다. IVF의 마지막 희망은 유리문 너머, 조용한 실험실 안에 있다.

그 희망을 지키는 사람은, 시간과 책임, 수만 번 생명과의 마주침을 통과한 손을 가진 사람이어야 한다. 시험관 시술의 성공률은 그 의사의 전략뿐 아니라, 그 생명을 조용히 키워낸 무명의 숙련자에게 달려 있다.

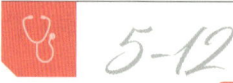

5. IVF의 심장, 배양기술

완벽한 기술, 그러나 생명은 멈춘다

1978년 7월, 영국에서 첫 시험관아기가 태어난 이후 보조생식술(ART, Assisted Reproductive Technology)은 경이로운 속도로 진화해 왔다. 정자와 난자를 채취해 체외에서 수정시키고, 배아를 배양해 자궁에 이식하는 전 과정은 이제 기계와 알고리즘, 정밀한 시간 설계와 자동화된 배양기술에 의해 이루어진다. 정자를 난자 안에 직접 주입하는 ICSI(세포질 내 정자 주입술), 착상 전 유전 선별검사(PGT), 냉동 배아이식, 착상 시점 조절 등 이 모든 기술은 인간 생식의 가능성을 한 단계 확장시켰다.

겉보기에는 완벽해 보인다. 생명을 계획하고 제어할 수 있는 시대, 마치 정밀한 설계도 위에 생명을 쌓아가는 공정처럼 느껴진다. 그러나 그 안을 들여다보면, 말하지 않는 진실들이 있다.

첫째, 아무리 정밀해도 기술은 생명을 보장하지 못한다. 배양기는 온도를 조절하고, 배양액은 최적의 영양소를 공급하지만, 여전히 많은 배아는 자라지 못한 채 멈출 수 있다. 유전자 선별을 통과한 '정상 배아'도 착상되지 않는 일이 흔하고, '이론상 완벽한 조건'에서조차 임신은 이뤄지지 않는다. 생명의 발현은 여전히 예측 불가능한 영역이다. 기계는 수정은 할 수 있어도, 생명을 '살릴 수 있다'고 단언할 수는 없다.

둘째, 생명의 가치가 숫자로 환원되고 있다는 사실이다. PGT-A는 염색체 이상을 걸러내는 데 유용하지만, 모자이크 배아나 경미한 이상을 가진 배아까지도 일괄적으로 폐기되는 현상이 나타난다. 일부 연구에서는 이들 배아가 착상과 출산으로 이어질 수 있음을 시사하지만, 현실에서는 '기준 미달'이라는 이유로 기회조차 주어지지 않는다. 기술이 생명의 다양성을 이해하기보다는, 정량적 기준으로 생사를 가르고 있는 셈이다.

셋째, 기술의 비인간화는 또 다른 문제다. 과거에는 배아 하나하나를 생명으로 바라보았지만, 지금은 수십 개의 배아가 등급으로 평가되고, 선택과 폐기의 대상이 된다. 생명이 '숫자'로, 그리고

'등급'으로만 존재하는 현장에서는 정서적 연결이 끊기기 쉽다. 의료진의 판단이 알고리즘과 프로토콜로 대체될수록, 생명에 대한 책임감과 존중감도 희미해질 수 있다.

넷째, 기술이 실패했을 때 그 감당은 오롯이 환자의 몫이다. 병원은 '할 수 있는 건 다 했다'고 말하지만, 반복된 실패 앞에서 환자는 상실감과 자책에 빠진다. 왜 실패했는지는 대부분 설명되지 않고, 남겨진 건 원인을 알 수 없는 좌절감이다. 생식 보조기술이 발전할수록, 인간은 더 외로워질 수 있다. 기술은 냉정하고, 결과는 아프며, 감정은 시스템 안에 들어있지 않기 때문이다.

그래서 우리는 이 모든 기술의 중심에 있는 전문가들에게 물어야 한다. 이 결정은 학문적 양심에서 비롯된 것인가? 의료적 판단인가, 아니면 수익 구조 안에서 내려진 전략인가? 환자에게 주어지는 선택지는 과연 충분했는가? 생명의 판단 기준이 '기술'이라는 이름 아래서 얼마나 윤리적이었는지를 묻는 감각이야말로, 기술을 인간의 것으로 만들기 위한 시작이다.

보조생식술은 분명 놀라운 진보다. 그러나 그 진보가 생명의 본질을 잊게 만들지 않기 위해, 우리는 기술만큼이나 생명을 향한 감수성을 함께 발전시켜야 한다. 가장 정교한 기술 속에서도, 인간은 여전히 인간이어야 하니까.

보편적이지 않지만, 결코 가볍게 넘길 수 없는 사례가 있다. 필자의 지인은 PGT-A 검사에서 모자이크 판정을 받은 두 개의 배아, 등급상 낮은 평가를 받은 배아였음에도 불구하고 이식해줄 것을 요청했다. 의료진은 신중히 경고했지만, 그녀는 임상적 가능성에 기대어 그 배아를 선택했고, 결과는 놀라웠다. 그녀는 결국 임신에 성공했고, 출산까지 무사히 마쳤다. 태어난 아기는 정상 체중을 넘어설 만큼 건강했고, 그 울음은 누구보다 힘찼다.

5. IVF의 심장, 배양기술

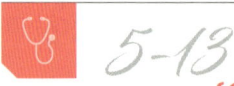

'이식 가능 배아가 없어요'
PGT-A 판정의
불편한 진실

"통배(이식 가능 배아)가 한 개도 안 나왔습니다." IVF(시험관 아기 시술)를 받던 여성은 이 말을 듣고 그대로 주저앉았다. 온 힘을 다해 난자를 키우고 채취했으며, 마지막 희망이라 여긴 배아 생검 결과에 모든 것을 걸었지만, 이식할 수 있는 배아는 단 하나도 없다는 냉정한 통보만이 돌아왔다. 더는 난자를 얻지 못할지도 모른다는 공포 속에서, 그녀는 스스로 저주하듯 눈물을 흘려야 했다. 한참을 울던 그녀는 결국 의사에게 이렇게 묻는다. "그렇다면, PGT-A를 하지 않았던 지난 열 번의 이식은… 모두 그런 배아였던 건가요?"

최근 난임 진료 현장에서 'PGT-A', 착상 전 유전선별검사가 유행처럼 번지고 있다. 의사도 권하고 병원도 권하고 환자들도 '혹시 도움이 될까' 하는 마음으로 받아들이지만, 정작 통배를 만나지 못한 여성들은 마지막에 이런 질문을 던지게 된다. '내가 믿고 의지했던 모든 과정이 과연 옳았던 걸까?'

PGT-A의 핵심은 배아 생검이다. 수정 5일 차 포배기 배아의 바깥층, 즉 향후 태반이 되는 영양막세포 중 5~10개를 떼어내 염색체 수를 검사한다. 그런데 검사하는 세포는 실제 태아가 되는 '내세포괴'가 아니라 그 주변 조직이다. 생명의 본체는 건드리지 않은 채, 외곽만 보고 배아 전체의 건강을 판단하는 셈이다. 문제는 여기서 끝나지 않는다. 동일한 배아 내에서도 세포마다 염색체 구성이 다를 수 있다는 '모자이크 현상'은 이미 잘 알려져 있다. 일부 세포에 이상이 있어도 나머지 정상 세포가 자라 태아가 되는 경우는 적지 않다. 그럼에도 불구하고 우리는 몇 개의 영양막세포를 기준 삼아, 생명의 가능성을 '이식 불가'로 단정 짓는 것이다.

배아 생검은 단순한 채취가 아니다. 0.1mm 이내의 정밀한 조작이 필요한 고난도 미세기술이며, 경험이 부족하거나 조작이 미숙할 경우 태아가 될 내세포괴에 손상이 갈 수 있다. 실제로 일부 IVF 센터에서는 생검 이후 배아의 발달 지연이나 착상 실패, 생존률 저하가 보고되기도 한다. 생명을 살리기 위한 검사라지만,

그 검사 과정 자체가 생명력을 떨어뜨릴 수 있다는 사실은 결코 간과해서는 안 된다.

더욱 우려스러운 점은, PGT-A가 마치 배아의 건강을 판단하는 절대 기준처럼 작동하고 있다는 점이다. '정상(통배)'으로 판명된 배아도 착상 실패나 유산으로 이어지는 경우는 비일비재하며, 반대로 '비정상' 또는 '모자이크'로 분류된 배아가 건강한 임신과 출산으로 이어진 사례 또한 수없이 많다. PGT-A는 어디까지나 확률을 기반으로 한 스크리닝일 뿐이며, 진단도 아니고 예언도 아니다.

그렇다면 극난소기능저하(AMH 0.1~0.3) 환자가 통배 배아를 얻지 못했다고 IVF 자체를 포기해야 할까? '이식 불가' 판정을 받은 배아는 과연 모두 생명이 될 수 없는 배아였을까? 만약 그렇다면 우리는 왜 그런 배아들을 이전까지 이식해왔던 것일까?

PGT-A가 주목받고 있지만, 일반 IVF의 본질적인 가치는 여전히 유효하다. 본래 인체는 생리 주기마다 수백 개의 예비 난자 중 단 하나의 우성 난자를 선별해 배란한다. IVF는 이 자연 선별 시스템을 우회하여 여러 개의 난자를 동시에 성숙시키는 기술일 뿐이며, 모든 난자가 고른 질을 가질 수는 없다. 극난소기능저하 환자라고 해도 매달 단 하나의 질 좋은 난자를 선택하려는 인체의 노력은 계속된다. 그래서 극난저 환자에게 자연주기 IVF가 여전히 유의미한 전략인 것이다.

또한 인체는 이미 생명을 보호하기 위한 자체적인 아웃 시스템을 가지고 있다. 염색체 이상을 지닌 배아의 90%는 착상에 실패하며, 착상 후에도 대부분은 자연 유산된다. 다시 말해, PGT-A 없이도 인체 내부에는 비정상 배아를 걸러내는 정교한 생물학적 메커니즘이 작동하고 있는 셈이다. 물론 이 시스템이 완전하지 않다는 비판도 있지만, 반대로 PGT-A가 완전하다는 근거 또한 부족하다. 오히려 이 검사를 통해 생명력을 가질 수 있었던 배아가 탈락되는 현실 또한 무시할 수 없다.

그러나 모든 환자에게 PGT-A가 불필요하다는 뜻은 아니다. 반복 유산이 3회 이상 발생한 여성, 자궁 수술로 내막 손상이 우려되는 여성, 배아 수가 많고 난소 기능이 좋은 여성이라면 PGT-A는 전략적 검사로 작용할 수 있다. 이런 경우에는 유산을 줄이고, 임신 성공률을 높이기 위한 목적에서 의미 있는 선택이 될 수 있다.

또한, 부부 중 한쪽이라도 염색체 구조 이상(전좌, 역위 등)이 있는 경우에는 반드시 PGT-SR(염색체 구조 선별검사)을 시행해야 한다. PGT-A는 염색체 '수'를 확인하는 검사이고, PGT-SR은 염색체 '구조'를 보는 검사이므로, 이 둘을 혼동하거나 생략해서는 안 된다. 생명 설계의 기본값은 반드시 확인되어야 한다.

다만 43세 이상이거나, 배아 수가 적고 난소 기능이 극도로 저하된 여성이라면 이야기가 다르다. 이들에게는 배아 생검으로 기회를 잃기보다는, 단 하나의 배아라도 이식해보는 것이 현실적 전략이 될 수 있다. 인체가 매달 단 하나의 난자를 정성껏 고르듯, 의료 역시 생명의 가능성을 버리는 대신, 품는 방식으로 설계돼야 한다.

의료진이 말하는 '정상 배아 없음'이라는 한 문장은 단지 기술적 판단일지 모르지만, 환자에게는 삶의 문이 닫히는 마지막 통보처럼 들릴 수 있다. 의학은 발전하고 기술은 정밀해지고 있지만, 생명을 바라보는 태도는 언제나 겸손해야 한다. 선별은 가능하다. 그러나, 그 '선'이 오만해서는 안 된다.

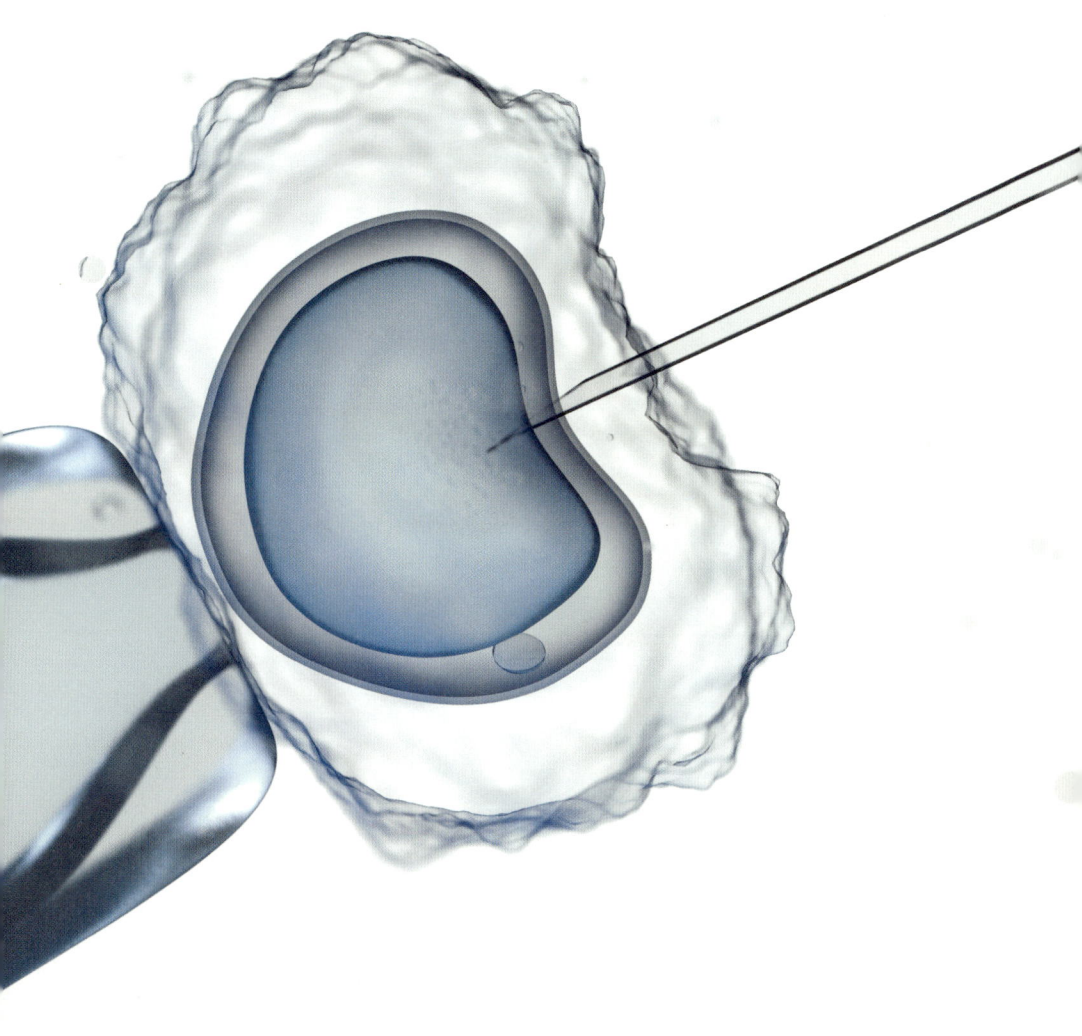

나와 맞는 난임의사 찾기

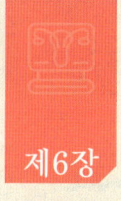

제6장

착상과 임신의 성패

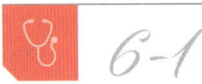

ERA 검사, 타이밍을 묻는 과학

착상 실패가 반복될 때, 일부 병원은 'ERA 검사'를 제안한다. 자궁내막 수용성 검사(ERA, Endometrial Receptivity Array)는 유전자 분석 기술을 활용해 자궁내막이 임신을 받아들일 준비가 된 시점을 찾아내려는 검사다. 일명 '착상 창(window of implantation)'을 포착해, 고정된 날짜가 아닌 환자의 내막 상태에 맞춘 맞춤형 이식을 가능하게 한다는 점에서 주목을 받았다.

한때 ERA는 난임 치료의 돌파구처럼 부각되기도 했다. 하지만 임상 현장에서 이 검사를 바라보는 의사들의 시선은 극명하게 엇갈린다. 어떤 이는 '착상률을 높이는 데 도움이 됐다'며 적극 도입을 권장하는 반면, 또 다른 이는 '과학적 근거는 취약한데 비용만 높다'며 회의적인 입장을 견지한다. 이러한 차이 역시 '실패의 원인을 어디에 둘 것인가'에 대한 해석 차이에서 비롯된다.

ERA의 전제는 착상 시점이 어긋났다는 가설이다. 하지만 일부 의사는 '문제는 배아의 질인데, 자궁 탓을 하는 격'이라며 지적한다. 착상창은 배란 후 일정한 시점에 형성된다고 알려져있지만, 호르몬 반응이나 내막의 민감도에 따라 그 시점은 개인에 따라, 심지어 매번 다를 수 있는 가변적 요소이기도 하다. 반대로, '배아가 아무리 좋아도 자궁문이 닫혀 있다면 들어갈 수 없다'며 ERA의 임상적 가치를 인정하는 의료진도 있다.

실제로 ERA는 착상 실패가 반복되는 환자 중, 배아의 질에는 문제가 없는 데도 실패하는 경우에서 착상 시점 조정이라는 새로운 접근을 제공한다. 이식 시점을 미세 조정해 성공 사례로 이어지는 경우도 있어, 일정 조건 하에서는 의미 있는 도구가 될 수 있다.

그러나 이 검사가 모든 환자에게 적합한 것은 아니다. 건강한 배아가 확보되지 않은 상황에서 내막 수용성을 논의하는 것은 순서가 어긋날 수 있고, 한 번의 검사로 결정된 착상창이 이후에도 동일하게 유지된다는 보장은 없다. 또한 검사를 받는 환자 입장에서는 '문제가 내막에 있었던 것'이라는 단순한 확신이 불필요한 불안 해소와 동시에 과도한 의존을 불러올 수 있다는 점도 지적된다.

결국 ERA는 정답이 아니라 '도구'다. 반복 실패의 원인을 다각도로 해석할 필요가 있을 때, 시도해볼 수 있는 하나의 수단으로는 분명 가치가 있다. 그러나 그것이 IVF 실패의 유일한 원인인 것처럼 포장되어서는 곤란하다. 어떤 의사는 ERA를 마지막 실마리로 삼고, 어떤 의사는 과잉 진료로 본다. 둘 다 틀리지 않다. IVF는 수학처럼 계산되는 공식이 아니라, 복잡한 생리의 조합과 해석으로 이루어진 예술에 가깝기 때문이다.

분명한 사실은, ERA가 알려준 '착상 시점의 불일치'라는 가능성만으로도 많은 환자들이 심리적 위안을 얻는다는 점이다. "왜 좋은 배아를 넣었는데도 실패했을까"라는 질문 앞에서, '내 잘못'이라는 자책 대신 '타이밍'이라는 새로운 해석을 떠올릴 수 있게 해주기 때문이다. 실패의 원인을 나 자신이 아닌 조건의 조합에서 찾는 그 순간, IVF는 다시 한번 시작할 수 있는 여지가 생긴다.

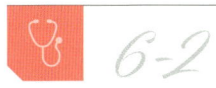

자궁내시경은 기본검사가 아니다

"자궁 안을 한 번 직접 봐야 확실하죠."

외래 진료실에서 이 말을 듣는 순간, 많은 여성은 고개를 끄덕인다. 의사가 그렇게 말하니 왠지 안 하면 불안해지고, 검사만 받으면 뭔가 확실히 알 수 있을 것 같은 기분이 든다. 자궁 안을 카메라로 들여다보는 정밀 내시경 검사라는 설명을 들으면, 왠지 안심되기도 한다. 하지만 정작 검사가 끝난 뒤 "특이 소견 없습니다. 괜찮아요"라는 말을 들으면 돌아오는 건 허무함이다. '아무 일도 없었다면, 이걸 왜 했던 걸까?' 하는 생각이 밀려 온다.

자궁경검사는 자궁내막을 직접 관찰하고, 필요시 조직을 절제하거나 병변을 치료할 수 있는 내시경 검사다. 자궁경부를 확장한 뒤 아주 가느다란 기구를 자궁강 안에 넣고, 카메라로 내막을 영상화한다. 용종이나 섬유종, 유착, 자궁기형처럼 초음파로는 명확하지 않은 병변을 확인하는 데 효과적이고, 동시에 치료까지 가능하다는 점에서 '진단과 치료를 동시에 할 수 있는 검사'로 소개된다. 특히 반복 유산, 반복 착상 실패, 폴립 등이 있을 때, 자궁 유착이나 자궁기형 의심, 비정상 출혈이 있는 경우 자궁경은 정밀 진단의 돌파구가 되기도 한다. 한 번의 검사로 문제를 진단하고 절제까지 마칠 수 있다는 점에서, 자궁경은 의료기술적으로 분명 가치가 있다.

그러나 무엇이든 과유불급이다. 자궁경은 아주 좋은 도구지만, '모두에게 좋은 검사'는 아니다. 착상이 잘 안 된다거나 생리 주기가 불규칙하다는 이유만으로, 명확한 설명 없이 자궁경을 제안하는 경우가 적지 않다. "일단 자궁 안 상태부터 보자", "자궁내막이 어떤지 확인해보자"는 말은 그럴듯하게 들리지만, 실은 목적이 모호한 경우가 많다.

자궁경은 초음파처럼 단순히 겉에서 보는 검사가 아니다. 자궁경부를 벌리고 기구를 삽입해 자궁강에 액체나 가스를 주입해야 하며, 이 과정에서 복통, 출혈, 염증, 자궁천공 등의 합병증이 생길 수 있다. 특히 내막을 건드리는 생검이나 절제술을 시행하면,

착상에 영향을 줄 수 있는 자궁내유착(Asherman 증후군)의 위험도 존재한다.

또한 자궁경은 수면마취를 동반하는 경우가 많고, 검사비 외에도 마취비, 병리검사비 등이 추가되어 적지 않은 비용 부담이 된다. 검사 결과 "정상입니다"라는 말을 들을 때, 홀가분해지기도 하겠지만 괜히 했나 하는 후회도 남는다. 의사는 뭔가 확인했다지만, 환자는 몸도 마음도 지쳤고 지갑도 가벼워졌다. 무엇보다 임신을 준비하는 여성에게 자궁내막은 생명의 집이다. 가능하면 손대지 않고 보존하는 것이 기본 원칙이다. 초음파로 충분히 평가 가능한 상황이라면, 자궁 내로 기구를 삽입하는 시도는 신중해야 마땅하다.

물론 자궁경이 반드시 필요한 경우는 있다. 자궁 내 용종이나 유착이 반복 이식 실패의 원인일 가능성이 있거나, 자궁기형이 의심되거나, 초음파로는 애매한 병변이 확인되지 않는다면 자궁경은 중요한 해결책이 될 수 있다. 이런 명확한 기준 없이 "일단 해보자"는 식으로 검사가 남용되는 것은 지양해야 한다. 자궁경검사 한 지 1년도 안되었는 데, 해보자고 하는 의사도 있다고 들었다. 특히 요즘처럼 병원이 환자 회전율과 수익을 신경 써야 하는 구조에서는, 자궁경이 고수익 검사로 이용되는 경우도 있다. 환자는 설명을 듣고 납득한 뒤 검사를 받았다고 생각하지만, 실은 의사의 '루틴 검사'일 가능성도 있는 것이다.

그래서 꼭 물어야 할 질문이 있다.

"이 검사를 통해 어떤 판단을 하게 되는가?"

"검사 결과에 따라 치료 전략이 바뀌는가? 아니면 단순 확인용인가?"

이 질문에 의사가 명확히 답하지 못한다면, 지금 그 자궁경은 하지 않아도 될 가능성이 크다. 자궁은 섬세하고 민감한 기관이다. 검사 하나가 예민한 내막을 건드리고, 임신 주기를 미루게 만들 수도 있다. 의사가 쉽게 말한 "한 번 들여다보자"는 말이, 실제로는 결코 가벼운 결정이 아닌 것이다.

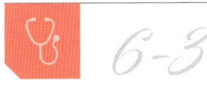

검사의 늪에 빠진 난임 치료, 그 끝에 남는 건 무엇인가?

　난임 클리닉에 처음 발을 들이면 누구나 '검사'부터 시작한다. 자궁난관조영술, 호르몬검사, 초음파, 정액 검사는 기본이다. IVF 과정에 들어가면 면역 검사, 유전자 검사, 자궁내막 수용성 검사, NK세포 검사, 반복착상실패 검사, 자궁경 검사까지 줄줄이 이어진다. 임신을 위해 시작한 여정이 검사의 연속으로 채워지고, 그 과정에서 시간과 비용은 예상보다 훨씬 빠르게 소모된다.

　한국의 난임 치료 현장에서 '과잉 검사'라는 말이 결코 과하지 않을 만큼, 검사 중심의 진료 관행이 깊숙이 자리 잡고 있다. 여기에는 구조적인 문제가 있는 것도 사실이다. 병원의 수익 논리, 환자의 불안을 다독이는 심리적 도구, '알고 나면 안심된다'는 이유로 포장된 진단의 관성이 일상처럼 굴러가고 있다.

대표적인 예가 반복착상실패 검사다. 이름만 들으면 최신 기법처럼 느껴지지만, 실제 구성은 과거 습관성유산 검사와 상당 부분 겹친다. 항인지질항체 검사, 루푸스 항체, 항핵항체, 세포면역 검사, 유전자 변이분석 등 오래전부터 사용되던 항목이 대부분 포함되어 있다. 검사 명칭만 '유산'에서 '착상 실패'로 바뀌었을 뿐, 핵심 내용은 변하지 않았다. 의료적 발전이라기보다 마케팅적 리브랜딩에 가까운 구조다.

물론 착상 실패가 반복되는 환자 입장에서는, 검사 이름만으로도 새로운 가능성을 기대하게 된다. 하지만 진단 자체가 치료 전략을 구체적으로 변화시키지 못한다면, 그 기대는 결국 허공에 머물 수밖에 없다. 더 나아가, 결과에 따른 설명과 전략이 부재한 진료라면 그 자체로 환자의 신뢰를 흔드는 요인이 될 수도 있다.

필자의 지인도 그런 경험을 했다. 40대 초반에 결혼해 두 차례 유산을 겪고 난임 클리닉을 찾았을 때, 의사는 부부 유전자 검사를 권유했다. 유산 병력이 있긴 했지만, 임상적 필수 검사로 보기엔 무리가 있었다. 실제로 출생아 중 염색체 이상을 가진 비율은 전체의 약 0.65~1%에 불과하다. 과거 병력이 곧바로 유전자 검사의 필요성으로 직결되지 않음에도, 검사는 자연스레 진행됐다.

난임 병원은 검사를 '설득의 언어'로 삼는다. 검사는 빠르고, 수익성이 높으며, 환자의 불안을 정당화하기 쉽다. 특히 난임 관련 검사는 대부분 비급여 항목이라 병원의 주요 수익원이 되기도 한다. 그래서 검사는 선택이라기보다 루틴처럼 제공된다. 환자는 전문가의 판단에 따라 더 많은 검사를 받아들이지만, 왜 해야 하는지 이해하지 못하는 경우가 많다. 필요해서가 아니라, 거절하기 어려워서다.

의료 소비자 입장에서는 검사를 제안받았을 때, 그것이 '인정 비급여'인지 '임의 비급여'인지 반드시 확인해야 한다. 인정 비급여는 건강보험 틀 안에서 제한적으로 허용되는 항목이고, 임의 비급여는 보험체계 밖에서 전액 자비 부담으로 시행되는 항목이다. 이 구분이 명확해야 의료 소비자의 권리도 보호될 수 있다.

또 하나, 한국인은 검사 수치에 유독 민감하다. 혈중 호르몬 수치, NK 세포 비율, 배아 등급 같은 수치 하나하나에 희망과 절망이 출렁인다. 그러나 생명은 숫자대로 움직이지 않는다. 오히려 검사의 양이 많아질수록, 치료의 본질은 흐려진다. 수치의 정답을 좇다 보면, 판단은 외주화되고, 치료 방향은 모호해진다.

검사는 치료의 도구이지, 목적이 아니다. 지금 한국의 난임 진료는 검사를 중심으로 구성된 '기술적 구조물'처럼 보이지만, 정작 그 안에는 개별화된 설명이 부족하고, 전략은 희미하다. 기술은 탁월하지만, 그 기술이 누구에게 어떤 의미로 쓰여야 하는지를 설명하는 목소리는 드물다.

이 글이 말하고자 하는 건 검사를 줄이자는 게 아니다. '검사 자체가 아니라, 해석의 맥락이 중요하다'는 것이다. 특히 반복착상실패라는 모호한 명칭 아래, 과거의 검사를 재포장해 제시하는 진료는 결국 환자의 신뢰를 훼손할 수밖에 없다.

임신은 검사 결과의 총합이 아니다. 생명을 맞이할 준비가 된 몸과 마음, 그리고 제대로 된 판단과 타이밍이 어우러질 때 비로소 가능하다. 그러니 이제는 묻고 시작해야 한다.

"이 검사는 왜 필요한가?", "이 결과는 내 치료를 어떻게 바꾸는가?"

그 질문이 IVF 여정의 첫걸음이 되어야 한다. 더 많은 정보가 반드시 더 나은 치료로 이어지지 않는다. 지금 필요한 건 검사를 더하는 기술이 아니라, 불필요한 검사를 덜어내는 용기다. 그리고 그 용기야말로, 진짜 생명을 더 가까이 데려다줄 수 있는 가장 중요한 자격일지도 모른다.

IVF의 첫 단추, 과배란 주사

IVF의 여정은 과배란 주사로부터 시작된다. 과배란 주사는 원래 한 달에 하나만 성숙하는 난자를 여러 개 키우기 위해 난소를 자극하는 호르몬 주사다. 다섯 개, 열 개, 많게는 스무 개의 난자를 목표로 하는 이 주사는, 단순히 주사 한 방이 아니라 IVF 전체 결과의 방향을 결정짓는 첫 단추다. 그만큼 어떤 약물을, 어떤 방식으로 시작하느냐가 매우 중요해진다.

과배란 주사의 핵심 성분은 FSH(난포자극호르몬)이다. 뇌하수체에서 자연 배란을 유도하는 이 호르몬을 인위적으로 투여해 복수의 난자를 자극하는 것이 IVF의 시작이다. 초기에는 폐경 여성의 소변에서 FSH, LH, hCG를 추출해 사용했지만, 현재는 유전자 재조합 기술로 사람 FSH와 동일한 구조를 가진 고순도 제제를 대량 생산하고 있다. 환자의 상태에 따라 LH나 hCG 성분을 포함한 복합 제형이 쓰이기도 하며, 그 선택은 담당 의사의 임상적 판단에 따라 달라진다.

현재 국내에서 사용되는 과배란 주사제는 크게 두 가지 기준으로 분류할 수 있다. 하나는 호르몬 성분의 구성(FSH 단독형 vs. FSH+LH 복합형), 다른 하나는 호르몬의 생산 방식(소변 유래 뇨추출형 vs. 유전자 재조합형)이다. 이 두 기준을 조합하면, 실제로 사용되는 약물의 종류는 꽤 다양해진다.

뇨추출 과배란 주사제 가격이 비교적 저렴하고, 건강보험 적용 범위 내에서 폭넓게 사용되지만, 제조 방식은 회사별로 다르므로 확인해봐야 한다. 추출형은 사람의 소변에서 호르몬을 분리해 제조하기 때문에, 순도와 일관성 측면에서 편차가 존재할 수 있다는 지적도 있다.

대체적으로 글로벌 제약사들은 유전자 재조합 기술로 제조한 고순도 제형을 공급한다. 대표적인 제품이 바로 GONAL-F(고날에프)와 Pergoveris(퍼고베리스)다. 이들은 미국과 유럽의 주요 난임센터에서 표준처럼 사용되며, 특히 난소 반응이 불안정하거나 과거 시도에서 난자 수가 부족했던 환자, 또는 고난도 IVF에

해당하는 환자에게 더욱 정밀한 반응을 기대할 수 있다. 단, 가격이 저렴하지 않아서 경제적 부담이 있다.

중요한 건 약물의 우열이 아니라, 환자에게 '무엇이 적합하냐'는 것이다. 일반적인 난소 반응을 보이는 환자에게는 국산 뇨추출 제형도 충분히 유효할 수 있다. 그러나 반복된 채취 실패나 난소 기능이 극단적으로 저하된 환자에게는 약물의 순도, 반응 예측 가능성, 용량 조절의 정밀도가 IVF 전체 성공률에 영향을 미칠 수 있다.

문제는 병원마다 선호하는 제약사가 다르며, 보험 적용 범위나 약가 계약, 유통 구조 등에 따라 처방이 달라질 수 있다는 점이다. 환자는 어떤 주사가 왜 자신에게 쓰였는지 알지 못한 채 '다들 맞는 주사니까, 괜찮겠지'라고 넘기기 쉽다. 약물명은 어렵고, 설명은 생략되고, 시작은 그렇게 모호하게 지나간다.

그러나 과배란 주사는 IVF의 출발점이자 가장 결정적인 변수다. 난자의 수, 질, 그리고 민감성까지, 이 출발점에서 이미 반쯤 결정된다. 그렇기에 우리는 질문해야 한다.

"지금 맞고 있는 주사는 뇨추출 제형인가, 재조합 제형인가?"

"국산인가, 글로벌 제약사 제품인가?"

"그 선택은 왜 내 몸에 최적화된 결정인가?"

여기에 환자마다 같은 성분의 과배란 주사제라도 제약사에 따라 반응이 달라질 수 있다. 호르몬의 추출 방식, 순도, 제형의 안정성 등이 미세하게 다르기 때문이다. 어떤 여성은 A사 제품에서 난포 성장이 더뎠지만, B사 제품으로 바꾸자 반응이 좋아지는 경우도 있다. 결국, 주사의 효과는 '약'만이 아니라 '몸'과의 궁합에서 결정된다. 담당 주치의가 난임여성마다의 컨디션과 반응을 고려해서 사례별로 선택해줘야 한다.

과배란 주사는 '비슷해 보이는 약'이 아니다. 같은 주사처럼 보이지만, 그 안의 구조와 반응성, 가격과 접근성은 전혀 다르다. 환자가 몰라도, 난자는 알고 있다. 자신이 어떤 약물로 시작되었는지를. IVF의 첫 단추가 잘 꿰어졌는지, 배아가 가장 먼저 반응함을 잊지 말자.

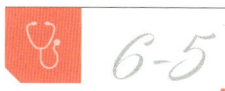

냉동이식만을 고집하는 건 누구를 위한 선택?

요즘 IVF 클리닉 중에는 신선 배아이식을 거의 시행하지 않고, 모든 배아를 냉동한 뒤 나중에 이식하는 방식을 고정 루틴처럼 운영하는 곳이 많다. 환자는 채취 후 바로 이식되는 것으로 알고 병원을 찾지만, "요즘은 다 냉동이식합니다"라는 말 한마디로 방향이 정해진다. 내막 상태가 좋아도, 배아 등급이 우수해도, 호르몬 수치가 안정돼 있어도 예외는 없다.

냉동이식은 분명 의학적으로 타당한 전략이다. 과배란 주기로 인해 호르몬 환경이 혼란스러울 때, 자궁내막과 배아의 시차가 발생했을 때, 또는 난소과자극증후군(OHSS)의 위험이 높은 경우에는 안전하고 효과적인 대안이 된다. 또 한 번의 난자채취에서 복수의 배아가 확보되었을 때, 전략적으로 분산 이식을 하기 위해 배아를 동결 보존하는 선택도 충분히 합리적이다.

그러나 개별 조건을 고려하지 않은 채 모든 배아를 일괄적으로 냉동하는 병원이 늘고 있다는 점은 바람직하지 않다. 생식의 조건은 환자마다 다르고, 경우에 따라서는 신선이식이 오히려 더 좋은 결과를 보여줄 수도 있음에도, 신선이식의 기회 자체가 사라지고 있다는 건 의료적으로도 윤리적으로도 생각해볼 문제다.

그 배경에는 병원의 시스템과 수익 구조가 자리한다. 냉동이식은 의료진과 배양실 모두 일정 조율이 쉬워 진료 효율이 높다. 여기에 동결, 해동, 보관, 이식이라는 단계가 각각 별도 청구 항목으로 분리되므로 병원 입장에서는 수익성도 고려하지 않을 수 없을 것이다. 반면 신선이식은 채취와 이식이 동시에 이뤄지므로 의료진의 집중과 즉각적 판단이 요구되고, 진료 스케줄 상의 유연성은 떨어진다. 결국 냉동이식은 '의학적 전략'이라는 언어로 설명되지만, 실제로는 운영 시스템에 맞춘 '병원의 전략'인 경우도 많다.

더 큰 문제는, 이런 진료방식이 환자에게 '선택지'로 제공되지 않는다는 점이다. "냉동이식의 임신율이 더 높습니다"라는 말이 틀리지는 않지만, '어떤 환자에게', '어떤 조건에서'라는 전제가 빠져 있다는 것은 유감이다. 신선이식이 충분히 가능한 조건인데도 단 한 번의 시도 기회조차 없이 냉동이식으로 넘어가는 구조는, 환자의 권리를 제한하는 방식에 가깝다.

물론 냉동 기술의 발전은 눈이 부실 정도다. 최근의 동결 방식은 세포 손상률을 현저히 줄였으며, 해동 후에도 우수한 착상 결과를 보이는 경우가 많다. 그렇다고 모든 배아가 냉동에 동일하게 반응하는 것은 아니다. 특히 해동 중 분열이 멈추거나 세포 구조가 손상되는 가능성은 여전히 존재한다. 배아에게도 생리적 리듬이 있고, 내막 상태와 몸 상태가 최적이라면 그날 바로 이식하는 것이 더 적합할 수 있다.

치료의 방향이 병원의 루틴에 의해 선결되는 현실 속에서 환자는 스스로 묻지 않는 이상, 자신의 조건과 선택을 인식할 기회를 갖기 어렵다. 더구나 신선이식은 가능하지만 병원의 내부 사정이나 선호에 따라 고려조차 되지 않는다면, 이는 '진료의 일관성'이 아니라 '선택의 축소'에 불과하다.

냉동이식은 절대적으로 나쁘지 않다. 필요할 때, 적절히 사용되면 매우 유용하다. 하지만 그것이 '모든 경우의 답'으로 정해진 순간, IVF는 생명과 기술의 조율이 아니라, 기계적인 시스템의 흐름 속에 갇히게 된다. 치료는 공정(process)이 아니다. 배아는 생산물이 아니며, 그 리듬은 수치가 아닌 생리적 흐름에 더 가까운 것이다.

지금 중요한 건 어떤 방식이 더 많이 쓰이는가가 아니라, 지금 이 배아에게 어떤 방식이 가장 적합한가이다. 그래서 의료소비자는 반드시 물어야 한다.

"지금 이 냉동이식은 나를 위한 최선인가, 병원의 관행인가?"

그 질문에서 비로소 IVF의 윤리와 책임이 시작된다.

6-6 정자와 난자의 선택, 생명이 택한 길

이토록 의미심장한 이야기는 어느 배양연구원의 실험적 호기심에서 비롯되었다. 배양접시 위에 70대 남성의 정자, 20대 여성의 난자, 그리고 40대 후반 여성의 난자를 올려놓고, '70대 정자는 과연 어떤 난자를 선택할지'를 실험했다.

정자는 생식 능력을 유지하더라도 나이의 흔적을 피하지 못한다. 고령 남성의 정자는 반복된 세포분열로 인해 DNA 손상과 염색체 이상, 그리고 운동성 저하의 가능성이 높다. 세포 내 산화 스트레스는 복구되지 않은 채 축적되며, 결과적으로 수정 능력과 배아 발달력 모두 불리하다.

한편, 20대 여성의 난자(A)는 생식력의 절정에 있다. 미토콘드리아가 활발히 에너지를 생산하고, 염색체 분열이 안정적이며, 착상 이후의 자궁 환경에도 가장 잘 적응하는 시기다. 반대로, 49세 여성의 난자(B)는 염색체 이상 확률이 높고, 세포 내 에너지 기능이 저하되어 생존력과 분열력이 약화해 있을 가능성이 크다.

실험이 시작되자, 70대 남성의 정자들은 B 난자 주변을 맴돌기만 했고, 자연 수정은 일어나지 않았다. 배양연구원은 ICSI, 즉 세포질 내 정자 주입을 통해 인위적인 수정을 시도했다. 그에 비해 A 난자 쪽에서는 정자가 자발적으로 접근했고, 자연 수정이 이뤄졌다.

그 이유는 분명하다. 난자는 정자를 유도하는 화학 신호물질(chemoattractant)을 분비하는데, 젊은 난자는 이 능력이 월등했고, 정자는 이에 반응하는 수용체를 통해 방향을 감지하며 이동했다. 생식세포는, 마치 생존 가능성을 직감하듯 더 강한 신호에 이끌려 움직인 것이다.

하지만 진짜 드라마는 수정 이후에 시작되었다.

강제로 수정된 B 난자는 세포분열 속도가 현저히 떨어졌고, 결국 멈춰버렸다. 반면, 자연 수정된 A 난자의 배아는 놀라운 속도로 포배기까지 도달했다. 마치 젊은 난자가 노화된 정자의 오류를 스스로 정리하며, 생명을 끌고 가는 듯한 모습이었다.

이 실험이 남긴 메시지는 분명하다. 인간은 조건과 이성, 상황과 감정을 따져 짝을 선택하지만, 생식세포는 전혀 다른 방식으로 움직인다. 즉 생존 가능성이 높은 쪽을 본능적으로 식별하고, 번식 성공률이 높은 방향으로 반응한다는 것이다. 생식세포는 때로 인간보다 더 정확한 선택을 한다.

물론 이 이야기는 특정 병원의 임상 사례가 아니다. 70대 남성 기증자의 정자와, 실험 참여에 동의한 연구자들의 생식세포를 기반으로 한 비임상 실험이었다. 그러나 그 안에 담긴 생명의 통찰은 분명한 실제다.

우리는 여전히 인간 생식의 경이로움을 모두 이해하지 못한다. 다만 한 가지는 분명하다. 생명은 수치가 아닌 본능으로 움직이며, 그 본능은 우리보다 먼저 생존의 방향을 알고 있다는 것. 가장 정밀한 기술 속에서도, 생명은 스스로 가장 유리한 길을 선택하고 있었다.

정자와 난자의 환갑, 생식력은 어떻게 나이를 먹는가

사람이 나이를 먹듯, 세포도 함께 늙는다. 그러나 모든 세포가 같은 속도로 나이 들지는 않는다. 특히 생명의 시작을 만드는 정자와 난자, 이 두 생식세포의 시간은 우리가 아는 생체 시계와는 다르게 흐른다. 이들에게도 환갑이 있을까? 몸의 노화처럼, 생식력에도 은퇴를 알리는 신호가 존재하는 걸까?

먼저 난자를 보자. 인간 여성의 난소는 평생 사용할 난자의 대부분을 이미 갖고 태어난다. 생후 약 600만 개였던 난자 전구세포는 출생 직후 200만 개로 줄고, 사춘기 무렵엔 30만 개남짓 남는다. 그중 배란을 통해 실제로 쓰이는 난자는 평생 300~400개에 불과하다. 그러나 수보다 더 중요한 것은 '질'이다. 난자의 품질은 나이가 들수록 점진적으로, 그러나 35세 이후부터는 뚜렷이 저하되기 시작한다.

염색체 분리 오류, 미토콘드리아 기능 저하, 세포막의 구조적 변화 등이 복합적으로 나타나는 이 현상은 생물학적 노화의 전형이다. 특히 40세를 넘어서면 염색체 이상 배아의 발생률이 급증하고, 착상률과 임신율은 눈에 띄게 떨어진다. 산부인과 교과서에서는 보통 37세를 생식적 전환점으로 본다. 반면, 임상에서 난임을 다루는 의사들은 경험적으로 43세 전후를 난자의 환갑 시기로 인식하는 경우도 있다.

정자는 어떨까. 흔히 남성은 평생 정자를 만든다고 알려져 있는데, 사실이다. 정자는 난자와 달리 한 번 생산되고 끝나는 세포가 아니라, 정자모세포에서 계속 분열해 새로 만들어지는 세포다. 하지만 새로 만들어진다고 해서 품질이 유지된다는 뜻은 아니다. 40세 이후부터 정자의 운동성은 감소하고, DNA 단편화가 증가하며, 기형률 또한 높아질 수 있다. 일부 연구는 고령 남성의 정자가 자녀의 유전적 리스크에 영향을 줄 수 있다고도 말한다.

그럼에도 정자는 난자와 달리 끊임없이 갱신되는 조직이라는 점에서 회복의 가능성을 가진다. 건강한 생활 습관과 환경 개선을 통해 일정 부분 개선될 수 있다는 점이 다르다. 난자의 노화가

'예정된 소진'이라면, 정자의 노화는 '축적된 변형'에 더 가깝다. 이 때문에 정자의 환갑은 고정된 연령이 아니라, 생활과 환경에 따라 달라지는 '유동적 노화'로 표현할 수 있다.

정자와 난자는 전혀 다른 생식 시계를 갖고 있지만, 공통점이 하나 있다. 생식력에는 유통기한이 있다는 사실이다. 난자는 조용히 감소하고, 정자는 반복되며 점차 변질된다. 그리고 어느 순간부터는 과거와 같은 반응을 내지 않는다. 어느 날부터는 속도가 느려지고, 활력이 줄고, 결과가 달라진다.

그래서 우리는 묻게 된다. 언제부터 난자는 지치기 시작하고, 정자는 무너지는가? 그 답은 단순한 연령의 숫자가 아니다. 그들이 보내는 생리적 신호를 얼마나 예민하게 읽을 수 있는가에 달려 있다. 혈액검사나 초음파 수치도 힌트를 줄 수 있지만, 역시 가장 먼저 그 변화를 감지하는 건 자신의 몸과 마음이다. 예전과는 다른 느낌과 리듬, 반응 등.

생식세포의 나이는 누구에게나 다르게 다가온다. 생명은 시계처럼 똑같이 늙지 않는다. 어떤 이는 마흔이 넘어도 활발한 반응을 보이고, 어떤 이는 서른 중반에도 조기 경고를 받는다. 중요한 건 그 시계를 어떻게 해석하고, 어떤 결정으로 이어가느냐다. 생식력은 줄어들 수 있지만, 기회는 여전히 만들어질 수 있다.

결국 임신을 위한 첫걸음은, 자신의 생식 나이를 직시하고 그 흐름을 정직하게 받아들이는 데서 시작된다. 정자와 난자의 환갑은 누구에게나 오지만, 그걸 인지한 사람만이 다음 가능성을 준비할 수 있다.

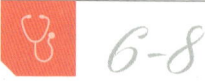

6. 착상과 임신의 성패

유산, 멈춤이 아닌 다음 생명을 위한 신호

임신은 시작보다 유지가 더 어려운 여정이다. 두 줄이 뜨는 순간의 기쁨은 찰나이고, 그 뒤를 따라오는 불안은 오래간다. 통계에 따르면 전체 임신의 약 15~20%가 유산으로 이어지며, 대부분은 임신 12주 이전에 발생한다. 열 명 중 최소 한 명이 겪는 일이지만, 많은 이들은 그 이유를 알지 못한 채 자책하거나 설명되지 않는 상실 앞에 무력해진다. 유산은 왜 일어나는 것일까? 그 답은 단일하지 않고, 생명만큼 복잡하다.

가장 흔한 원인은 염색체 이상이다. 전체 초기 유산의 약 50~70%는 염색체 수나 구조의 비정상으로 발생한다. 수정란이 정상적인 염색체를 갖지 못하면, 착상이 되더라도 성장 중단으로 이어지며 유산이 된다. 이는 부모의 유전적 문제가 아니라, 난자와 정자가 결합하는 순간의 '우연한 오류'에서 비롯되는 경우가 많다. 배아가 스스로 멈추는 건 실패라기보다, 생명이 선택한 자기보호일 수 있다.

두 번째는 자궁내막의 수용성 문제다. 내막이 지나치게 얇거나, 혈류가 부족하거나, 면역반응이 과도할 경우 배아는 착상 후에도 안정적으로 자라지 못한다. 특히 자궁 내 자연살해세포(NK세포)의 과활성화는 배아를 이물질로 인식하고 공격해 임신 유지를 방해한다. 자궁이 생명을 받아들일 준비가 되지 않은 경우, 임신은 유지되지 않는다.

세 번째는 호르몬의 불균형이다. 임신 초기에는 황체호르몬(프로게스테론)이 충분히 유지돼야 하며, 이후 태반 전환이 안정적으로 이뤄져야 한다. 그러나 난소 기능 저하, 갑상선 기능 이상, 고프로락틴혈증 등이 있으면 이 균형이 무너지고, 임신 유지에 필요한 내분비 환경이 약화된다. 겉보기엔 건강해 보여도, 호르몬의 흐름이 무너지면 임신은 버텨내기 어렵다.

네 번째는 배아 자체의 대사력 문제다. 염색체는 정상이지만, 세포의 에너지 생성 능력이 부족하면 배아는 착상 이후 필요한 속도로 자라지 못한다. 미토콘드리아 기능 저하나 세포 내 에너지

대사의 불안정성은 특히 고령 임신에서 자주 관찰된다. 자랄 수는 있지만 버티지 못하는 배아의 경우, 유산은 기술로 막기 어려운 자연 선택처럼 보이기도 한다.

다섯 번째는 외부 환경의 영향이다. 흡연, 음주, 약물 복용, 고열, 감염성 질환 등이 자궁 환경을 흔들 수 있다. 특히 자궁 내 염증이나 고열성 바이러스 감염은 초기 배아의 생존에 치명적인 영향을 줄 수 있다. 하지만 현실에서 유산의 대부분은 외부 요인보다는 내부 원인에 의해 더 많이 일어난다.

문제는 모든 유산이 설명 가능하지 않다는 데 있다. 모든 검사 수치가 정상이었고, 자궁 상태도 양호하며, 배아 품질이 우수했음에도 불구하고 생명이 끝나는 경우가 있다. 이런 경우, 의사조차 명확한 설명을 내리기 어렵다. 유산은 때로 과학이 닿지 못하는 생명의 결단으로 남는다.

유산은 실패가 아니다. 그것은 생명의 한 방식이며, 때로는 생존의 조건을 재정비하는 자연의 전략이기도 하다. 중요한 것은 그 이유를 정확히 파악하고, 다음을 준비하는 일이다. 특히 임신낭이 관찰된 이후 유산이 세 차례 이상 반복된다면, 자궁 구조, 혈액 응고, 면역 이상, 염색체 요인 등을 포괄적으로 확인하는 '습관성유산 검사'가 필요하다.

진단이 어렵다고 해서 감각마저 무의미한 것은 아니다. 경험 많은 난임 전문의라면 반복되는 유산 안에서 일정한 패턴, 흐름, 생리적 징후를 감지할 수 있다. 검사는 명확한 원인을 찾기 위한 도구지만, 오랜 임상 현장에서 쌓인 직관은 때때로 수치보다 빠르고 정밀하다. 단, 그 감각은 '느낌'이 아니라 반복 관찰을 통해 축적된 임상적 통찰이라는 점에서 신뢰할 수 있다.

유산은 삶의 멈춤이 아니라, 다음 생명을 위한 작은 신호일 수 있다. 그 신호를 읽을 수 있을 때, 다시 시작할 힘도 생긴다. 그러니 자책보다 중요한 건 이해이고, 후퇴보다 필요한 건 준비다. 생명은 그렇게 다시 오기도 한다.

임신율의 진실, 숫자 뒤에 숨은 해석의 기술

'임신성공률 70%', '1차 임신율 전국 1위'.

난임 병원의 광고나 홈페이지에서 흔히 볼 수 있는 수치다. 겉보기엔 객관적이고 과학적인 근거처럼 보이지만, 환자들이 진료실 문을 열기도 전에 이 숫자에 기대게 만드는 방식은 종종 지나치게 단순화돼 있다. 실제로 병원이 말하는 '임신율'은 우리가 생각하는 그것과 전혀 다를 수 있다.

첫 번째, '누가 임신했는가'를 밝히지 않은 임신율은 사실상 의미가 없다. 30대 초반, AMH가 높고 자궁 상태가 좋은 환자들의 결과를 포함하면 수치는 당연히 올라간다. 반면 고령, 반복유산, 난소 기능 저하 환자군만 따로 추려보면 그 수치는 크게 낮아진다. 하지만 대부분의 병원은 연령이나 상태별 구분 없이 평균값만을 내세운다. 환자는 자신이 그 수치 안에 포함될 수 있다고 믿고 병원을 선택하지만, 실제로는 전혀 다른 환자군의 데이터를 보고 판단하고 있는 셈이다.

두 번째로, '1차 임신율'이라는 말은 그 정의부터 다시 살펴봐야 한다. 많은 병원이 말하는 1차 성공률은, 신선배아이식뿐 아니라 그 이후 반복되는 냉동배아이식까지 포함해 계산한 수치다. 즉, 한 번의 난자채취로 생성된 배아를 여러 차례 이식한 끝에 임신이 되면, 이를 '1차 시도 성공'으로 집계한다는 것이다. 통계적으로는 타당하지만, 환자에게 한 번의 이식은 단 하나의 기대와 기다림이다. '1차'라는 단어에 기대되는 경험과 실제 과정이 다르기 때문에, 이 간극은 무시하기 어렵다.

세 번째는 병원마다 '임신'의 기준이 다르다는 점이다. 어떤 병원은 혈액검사에서 hCG 수치만 상승해도 임신으로 간주하고, 어떤 병원은 자궁 내 임신낭이 보일 때를 기준으로 삼는다. 생화학적 임신까지 포함하는 곳도 있고, 반대로 출산까지 간 사례만 따로 집계해 공개하는 병원도 있다. 결국 같은 '임신율'이라는 표현 속에 병원마다 서로 다른 해석과 기준이 섞여 있는 것이다.

네 번째, 출산율에 대한 정보가 거의 공개되지 않는다는 점이다. 임신은 그 자체로 중간 결과일 뿐이며, 유산되거나 착상이 유지되지 않으면 다시 처음으로 돌아가야 하는 것이 현실이다. 하지만 출산율은 수치상 낮고 마케팅 효과도 크지 않기 때문에, 병원들이 이를 전면에 내세우는 경우는 드물다. 결과적으로 환자는 '임신'이라는 중간 지점까지만 보고 병원을 선택하게 되고, 그 이후의 긴 여정은 스스로 감당해야 한다.

결국 병원이 공개하는 임신율은 성과임과 동시에 전략이다. 문제는 그 전략이 환자의 기대를 어떻게 조율하고 있는가다. 연령대, AMH 수치, 배아 등급, 신선배아와 냉동배아의 구분, 1회 시도와 누적 시도 구분 없이 하나의 평균값으로만 제시되는 숫자는 오히려 오해를 불러일으킨다. 숫자 그 자체보다 중요한 건, 그 수치가 어떤 기준으로, 어떤 환자군에서 산출되었는지에 대한 설명이다.

숫자는 사람을 설득하고, 선택을 유도한다. 임신율은 단지 통계가 아니라 질문의 시작점이 되어야 한다. 병원이 어떤 환자에게 강한지, 어떤 치료에 집중하는지, 수치를 어떻게 정의하고 집계했는지를 따져보지 않으면, IVF의 길에서 자신이 어디쯤 있는지 알 수 없다. 그러니 묻고 시작해야 한다. 지금 보고 있는 이 수치는 누구의 결과인가? 몇 번의 시도가 포함된 수치인가? 출산까지 이어졌는가? 그 질문이 있어야 비로소 숫자에 휘둘리지 않는 IVF 여정이 시작된다.

착상, 생명이 진짜로 문을 두드리는 순간

임신은 정자와 난자의 만남에서 시작되지만, 그 만남이 생명이 되기 위해선 단 하나의 관문을 더 통과해야 한다. 착상이다. 수정란이 자궁에 도달해도 자리를 잡지 못하면 임신은 시작되지 않는다. 의학적으로 수정과 착상은 전혀 다른 사건이다. 생명을 품는 진짜 비밀은 오히려 이 착상의 순간에 숨어 있다.

착상은 단순한 접촉이 아니다. 씨앗이 흙에 닿아 뿌리를 내리듯, 배아는 자궁내막에 부착된 뒤, 그 안으로 파고들며 모체와 혈류를 연결하는 생물학적 과정이다. 수정 후 약 6~10일 사이, 배반포 상태에서 이 과정이 이뤄진다. 착상은 임신이 성립되는 가장 결정적인 찰나다.

그러나 이 찰나는 늘 예측을 비껴간다. 어떤 배아는 완벽한 조건을 갖췄음에도 착상하지 않고, 어떤 배아는 모양도 좋지 않았는데 오히려 자리를 잡는다. 생명은 때로 기준을 벗어난 선택을 한다. 그렇기에 착상이라는 퍼즐을 풀기 위해 우리는 몇 가지 핵심 키워드를 짚어야 한다.

첫 번째는 '타이밍'이다. 자궁이 배아를 받아들일 수 있는 시기, 즉 착상창(implantation window)은 고작 2~3일 남짓이다. 이 짧은 시기에 배아와 자궁이 정확하게 조화를 이뤄야 한다. 배아가 너무 일찍 도착하거나, 반대로 시기를 놓치면 문은 닫힌다. IVF에서는 이 착상창의 미세한 타이밍을 맞추기 위해 이식 시점을 정교하게 조정한다.

두 번째는 '배아의 에너지'다. 염색체가 정상이라는 조건만으로는 부족하다. 세포분열의 속도, 미토콘드리아의 에너지 생산능력, 외막(투명대)의 구조적 유연성까지, 배아의 내재된 활력이 착상력에 영향을 미친다. 동일한 등급의 배아라도 어떤 배아는 자궁에 도착하자마자 활발하게 작용하고, 어떤 배아는 조용히 사라진다. 눈에 보이지 않는 생명력의 편차가 존재한다.

세 번째는 '자궁내막의 수용성'이다. 자궁은 단순한 구조물이 아니라, 호르몬, 혈류, 면역세포의 복합 환경이다. 이 안의 면역세포들이 배아를 받아들이는 방식은 매 순간 달라진다. 면역계가 배아를 '이물질'로 인식하면 착상은 시작조차 되지 않는다. 스트레스나 염증, 면역 균형의 미세한 변화가 자궁 환경을 크게 바꾼다.

네 번째는 '대화'다. 착상은 단방향이 아니다. 자궁은 수용체와 분비물로 배아에게 '너는 누구냐'고 묻고, 배아는 엑소좀, 사이토카인, 초기 hCG 등을 통해 '나는 건강한 생명'이라는 신호를 보낸다. 이 신호의 교환은 생존 여부를 판별하는 생화학적 질의응답이다. 착상이란 결국, 생명과 환경 사이의 짧고도 정밀한 소통이다.

다섯 번째는 '심리적 안정'이다. 스트레스는 자궁 혈류를 감소시키고, 면역 균형을 흔들며, 뇌는 생식 기관을 '급하지 않은 장기'로 인식해 우선순위에서 밀어낸다. 그래서 생명은 긴장된 몸보다 이완된 몸을 택한다. 생식은 서바이벌 모드가 아닌 안정 모드에서만 작동한다는 말은 단지 비유가 아니라, 생리학적 사실이다.

결국 착상은 수치로 설명되지 않는 순간이다. 배아의 질도, 자궁의 조건도, 호르몬 수치도 충분해 보였는데 결과는 어긋나고, 반대로 조건이 불완전했음에도 생명이 뿌리내리는 일은 실제로 존재한다. 생식의 미세한 질서는 우리가 통제하는 것이 아니라,

생명이 스스로 결정하는 듯하다.

그래서 숙련된 난임의사일수록 결과에 대해 말을 아낀다. 초년차 의사들은 "이번엔 될 겁니다"라고 말하지만, 오랜 임상 경험을 가진 의사들은 "해봅시다"라는 짧은 말로 시작한다. 생명은 언제나 예외를 통해 움직이기에, 함부로 예측할 수 없음을 그들은 누구보다 잘 알기 때문이다.

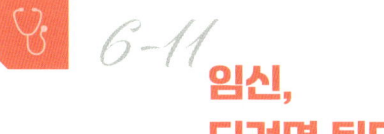

임신, 되려면 된다

"이런 조건에서 임신이 가능할까요?"

난임 여성이라면 누구나 한 번쯤 의사에게 던지는 질문이다. 배아 등급이 낮고, 자궁내막이 얇고, 나이가 많고, 자궁에 병변이 있거나, 난자 상태가 좋지 않다는 이야기를 들으면, 환자는 고개를 떨군다. 그런데 그런 조건 속에서도 누군가는 임신에 성공한다. 때로는 너무 쉽게, 때로는 예상 밖의 방식으로. 어떻게 그런 일이 가능할까?

세포분열이 느렸던 배아, 해동 후 간신히 살아난 저등급 배아로도 임신이 된 사례는 임상 현장에서 자주 목격된다. 반면 최상급 배아를 이식했지만 반복 실패하는 경우도 적지 않다. 임신이란 단지 좋은 조건의 합이 아니라는 걸, 그 사례들이 보여준다. 수치와 데이터는 평균을 말하지만, 생명은 늘 예외에서 시작되기도 한다.

IVF라는 시술은 정확하고 정교한 계산의 산물 같지만, 결정적인 순간에는 그 계산을 벗어난 생명의 리듬이 존재한다. 자궁내막의 두께, 호르몬 수치, 배아의 등급 모두 중요하지만, 그날의 몸 상태, 마음의 흐름, 설명되지 않는 생리적 신호들이 착상 여부를 좌우하는 날이 분명 있다. 의사도, 배양연구원도, 누가 임신에 성공할지를 알 수는 없다. 그 누구도 그 '때'를 단정할 수 없다.

그래서 어떤 조건도 절대적인 기준이 되지 못한다. 나이가 많아도, 난소 기능이 낮아도, 착상 실패가 반복되었어도, 결국 임신에 이르는 이들은 존재한다. 의학이 모든 것을 설명하지 못할 때, 우리는 그 여백의 가능성과 생명의 자율성을 놓아두어야 한다.

물론 이것은 의학적 기준을 부정하자는 말이 아니다. 다만 조건만으로 운명을 단정 짓지 말자는 뜻이다. 모든 수치가 불리해 보여도 임신은 가능할 수 있고, 반대로 모든 조건이 완벽해도 아직은 때가 아닐 수 있다. 그래서 IVF의 여정에는 조바심보다는 기다림이, 통제보다는 수용이 더 어울릴 때가 있다.

심리적 준비 역시 적지 않은 영향을 미친다. 어떤 마음으로 이식을 맞이하는지, 기대가 두려움으로 바뀌는 순간을 어떻게 다루는지는 몸의 반응과 맞물려 작용한다. 생각은 결과를 직접 바꾸지는 못해도, 몸이 생명을 맞이하는 환경을 달라지게 만들 수 있다. 스스로 신뢰하는 감정은 결코 적지 않다.

임신은 공장에서 찍어내는 결과가 아니다. 그래서 IVF라는 길 끝에 남는 것은 수치가 아니라 한 사람의 기적이다. 그 기적은 통계가 아니라 생명 그 자체의 선택으로 설명된다. 결국 우리가 할 수 있는 일은 조건을 정돈하고, 가능성을 준비하며, 생명이 머무를 수 있는 자리를 묵묵히 마련하는 일이다.

'될 사람은 되더라'는 말은 체념이 아니다. 그것은 의학이 닿지 못한 곳에서 생명이 스스로 선택할 수 있다는 가능성을 인정하는 말이다. 그 가능성 앞에서 우리는 완벽한 조건보다, 포기하지 않는 태도를 준비해야 한다. IVF는 기술이지만, 생명은 늘 그 너머에서 결정되므로.

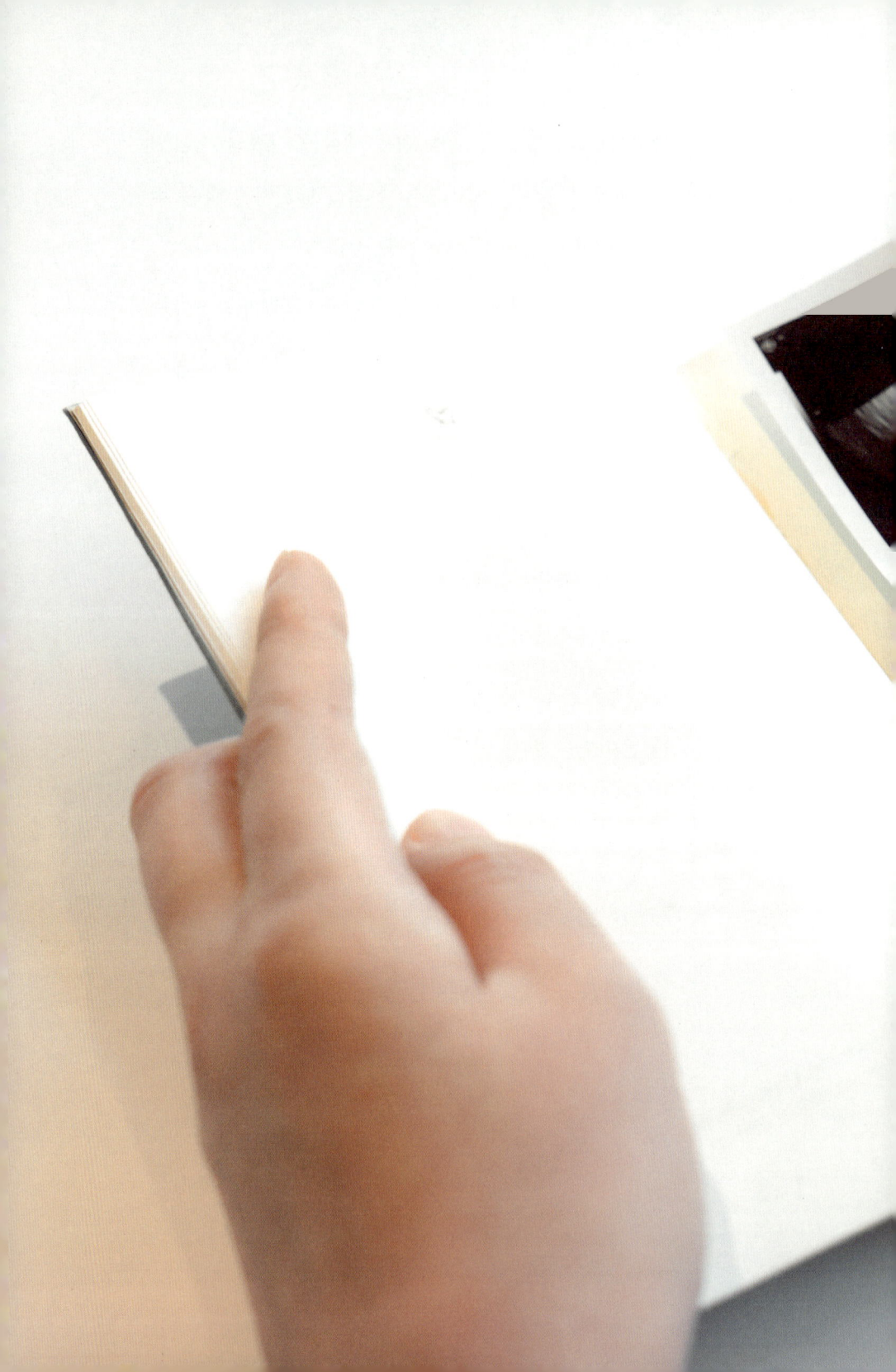

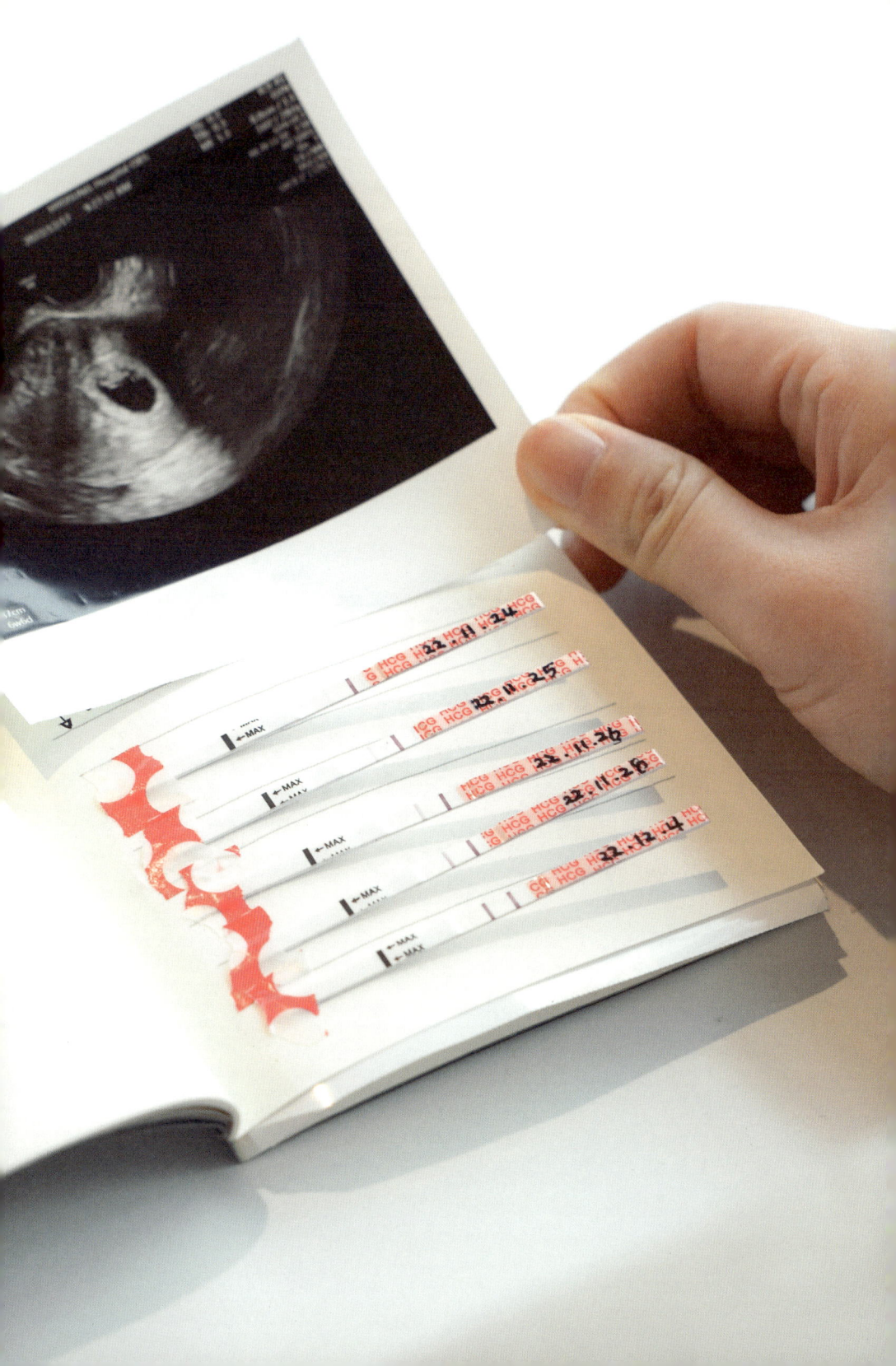

난임의사에게 속지 않는 법
나와 맞는 난임의사 찾기

지은이   이승주

초판 1쇄 발행 | 2025년 9월 9일
초판 1쇄 인쇄 | 2025년 9월 5일

펴낸곳   초이스북
펴낸이   최혜정
디자인   hichabppa@empal.com
주 소   경기도 파주시 청계말길 52-10
전 화   02-720-7773   팩스   02-6499-7560
이메일   choisbook@gmail.com

등록번호 제307-2012-19호
등록일자 2009년 12월 9일

저작권자 ⓒ2025 by 이승주
이 책의 저작권은 이승주에게 있습니다. 이 책의 내용 일부를 인용,
발췌할 때는 저자와 출판사의 허락을 받아야 합니다.

ISBN 979-11-86204-44-3 03510

―――――

값 20,000원

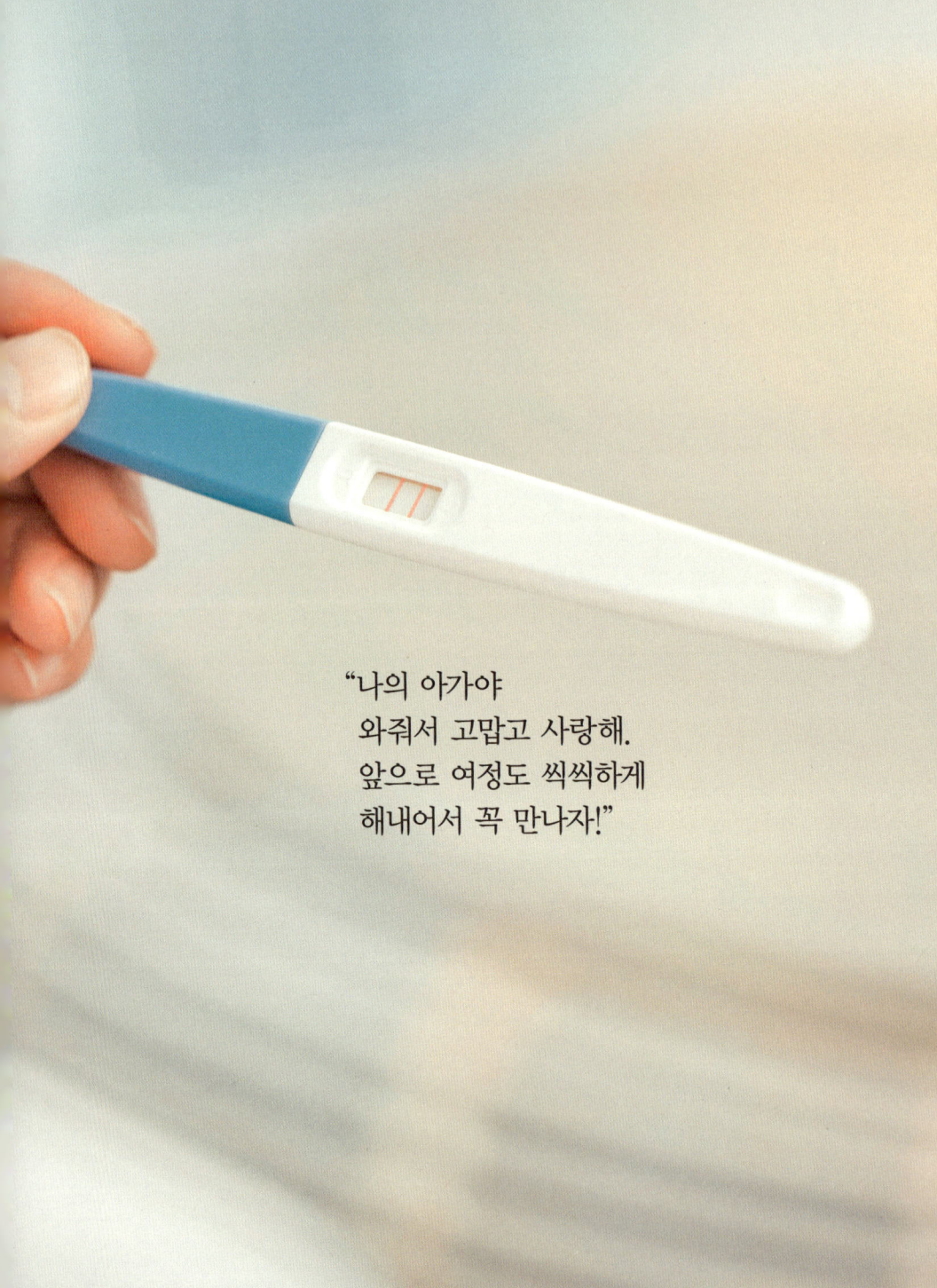

"나의 아가야
와줘서 고맙고 사랑해.
앞으로 여정도 씩씩하게
해내어서 꼭 만나자!"